现代医院管理实践与创新

编著　丁兆娟　郝海霞　蔡善涛　曹　云
丛　萍　刘珊珊　孙延红

吉林科学技术出版社

图书在版编目（CIP）数据

现代医院管理实践与创新 / 丁兆娟等编著. 一长春：吉林科学技术出版社，2023.3

ISBN 978-7-5744-0347-5

Ⅰ.①现… Ⅱ.①丁… Ⅲ.①医院一管理一研究 Ⅳ.①R197.32

中国国家版本馆CIP数据核字（2023）第068325号

现代医院管理实践与创新

编　　著　丁兆娟等
出 版 人　宛　霞
责任编辑　史明忠
封面设计　济南睿诚文化发展有限公司
制　　版　济南睿诚文化发展有限公司
幅面尺寸　170mm×240mm
开　　本　16
字　　数　224 千字
印　　张　13
印　　数　1-1500 册
版　　次　2023年3月第1版
印　　次　2024年1月第1次印刷

出　　版　吉林科学技术出版社
发　　行　吉林科学技术出版社
地　　址　长春市南关区福祉大路5788号出版大厦A座
邮　　编　130118
发行部电话/传真　0431-81629529　81629530　81629531
　　　　　　　　　81629532　81629533　81629534
储运部电话　0431-86059116
编辑部电话　0431-81629510
印　　刷　廊坊市印艺阁数字科技有限公司

书　　号　ISBN 978-7-5744-0347-5
定　　价　98.00 元

版权所有　翻印必究　举报电话：0431—81629508

EDITORIAL COMMITTEE 编委会

主　编　丁兆娟　郝海霞　蔡善涛　曹　云
丛　萍　刘珊珊　孙延红

副主编　苏婷婷　马丽敏　刘培友　陈　芳
丰俊华　马　荣　李　靖

编　委（按姓氏笔画排序）

丁兆娟（日照市精神卫生中心）
马　荣（山东省冠县人民医院）
马丽敏（无棣县卫生健康保障中心）
丰俊华（山东省冠县人民医院）
丛　萍（威海市文登区妇女儿童医院）
刘珊珊（德州中医院）
刘培友（高密市口腔医院）
孙延红（山东省济南市章丘区人民医院）
苏婷婷（泰安市妇幼保健院）
李　靖（山东省济南市章丘区人民医院）
陈　芳（河北省中医院）
郝海霞（微山县人民医院）
曹　云（高密市妇幼保健院）
蔡善涛（高密市人民医院）

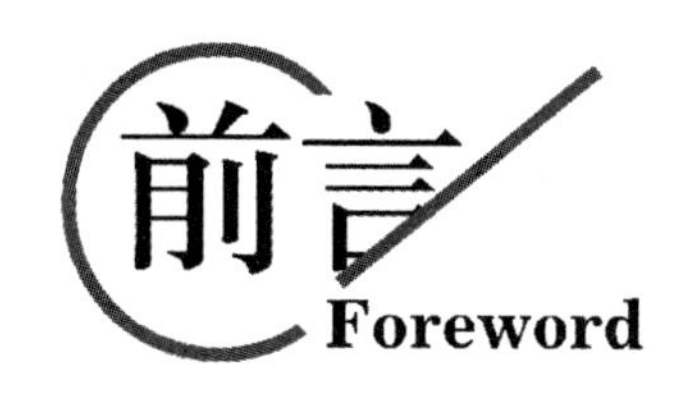

前言

管理是人类与生俱来的行为，无论在什么情况下，只要有需求和供给行为的存在，就需要管理。管理可以使潜在生产力变为现实生产力，可以有效地组织社会化大生产，可以影响或制约生产力总体能力的发挥，还可以提高经济效益，高效率地实现组织目标。管理渗透于我们生活中的每个角落。医院管理学是运用现代管理理论和方法研究并阐明医院管理活动的本质和规律的科学，它既是一门科学，又是一门艺术。与此同时，医院管理学作为管理学的一个分支学科，已经发展得较为完备，其研究的内容也应该随着该学科的不断发展而与时俱进。

随着社会经济的发展和人民群众对医疗服务需求与期望的提高，医院的功能与任务也随之发生了较大的变化，并由此引发了医院管理理论和方法的创新与变革。医院管理者必须关注医院管理的发展趋势与医院改革的方向，主动调整医院的经营理念和发展战略，完善医院内部管理，以适应社会经济发展的需要、人民群众对医疗服务的需求及政府对医疗服务宏观调控的要求。

本书以实现医院现代化管理为目标，遵循系统性、科学性、先进性和实用性的编写原则，将宏观与微观管理结合，先介绍医院管理的绪论；后详细讲述了医院管理的内容，包括医院人力资源管理、医院病案管理、医院感染管理等方面，各章节的内容相对较独立，但相互之间又有一定的联系。本书在编写过程中充分借鉴了管理学等相关学科的理论和方法，并将其应用到医院管理的实际之中，内容翔实、全面，通俗易懂，逻辑清晰，有很强的创新性和指导性，可以让医院管理者清晰的理解并能实行有效的管理措施。本书适用于医院各级领导、卫勤管理人员、医院管理研究与教学人员等阅读参考。

由于编者水平有限，加上时间仓促，书中难免有疏漏和不妥之处，敬请广大读者批评与指正，以便再版时修正。

《现代医院管理实践与创新》编委会

2023 年 1 月

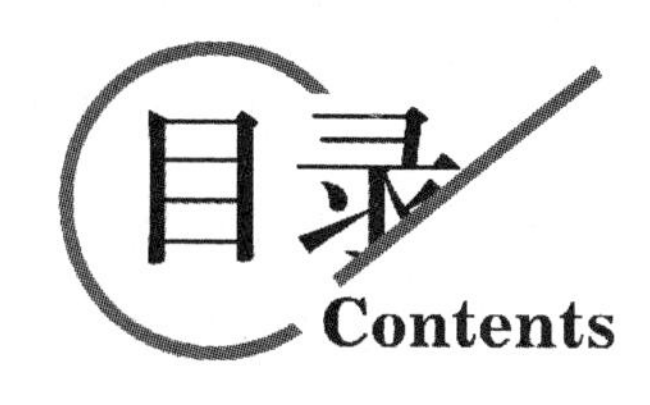

第一章 绪论

第一节 医院管理学概述

一、医院管理及医院管理学的概念

（一）医院管理的概念

医院管理是指根据医院的环境和特点，运用现代管理理论和方法，通过计划、组织、控制、激励和领导等方式，使医院的人力、物力、财力、信息、时间等资源得到有效配置，以期更好地实现医院整体目标的过程。医院管理活动的目的是要在有限的医疗卫生资源条件下，以充分实现医院的最佳社会效益和经济效益，发挥医院的整体效能并创造出最大的健康效益。医院管理的主要任务是认真贯彻执行国家的卫生方针政策，增进医院发展活力，充分调动医院及医护人员的积极性，不断提高医院服务质量和效率，更好地为人民健康服务，为构建社会主义和谐社会服务。

（二）医院管理学的概念

医院管理学是运用现代管理科学的理论和方法，研究并阐明医院管理活动的规律及其影响因素的应用学科。医院管理学是管理学的一个分支和理论性、实践性、综合性较强的学科，既与医学科学相联系，又与其他社会科学及自然科学紧密相连，是医学和社会科学的交叉学科。医院管理学与管理学、组织行为学、社会学、公共政策学、经济学、卫生事业管理学、卫生经济学、卫生法学、卫生统计学、流行病学等许多学科有着十分密切的关系。

二、医院管理研究的主要任务与研究对象

(一)医院管理研究的主要任务

医院管理研究的目的是发现医院管理活动的客观规律,完善和发展医院管理科学理论,指导医院管理活动实践。医院管理研究的主要任务是研究医院系统的管理现象和运行规律,医院系统在社会系统中的地位、功能和制约条件,医院管理体制,监督、补偿、治理和运行等机制,医院内部组织领导、经营管理、质量控制和资金、人力、物流、信息等要素的组织协调等。

医院管理研究是卫生政策与管理研究的重要领域,是研究医院管理现象及其发展规律的科学,综合运用政策学、经济学、管理学的原理和方法,研究影响医院发展的宏观管理体制、运行机制和提高医院内部管理水平、运营效率的理论和方法,其目的是要促进医院实现组织目标、提高医院工作效率和效果。

(二)医院管理学的研究对象

医院管理学的研究对象主要是医院涉及的要素、医院系统及各子系统的管理现象和规律,系统之间的关系、定位、作用和制约机制,医院运行的过程以及影响其运行的内外环境,同时也要研究医院系统在社会大系统中的地位、作用和制约条件。

三、医院管理学的研究内容和学科体系

(一)医院管理学的研究内容

医院管理学的研究内容主要包括医院管理的基本理论和方法,与医院管理紧密相关的卫生发展战略与卫生政策、卫生服务体系、卫生资源及筹资体系等卫生管理内容,医院人力资源管理、质量管理、信息管理、财务管理、经营管理、后勤保障管理、绩效管理等内部运行管理内容。

也有学者将医院管理研究分为理论研究、宏观政策研究、服务体系研究、微观运行管理研究等内容。理论研究包括医院管理思想、管理原则、医院管理研究方法论、研究对象、学科体系、医院管理职能等。宏观政策研究包括运用系统论思想,研究医院在卫生体系中的地位、作用及运行规律,管理体制、运行机制、监管机制,以探索医院整体发展思路和战略目标等宏观战略研究;法律法规、政策、税收、支付等政策环境,群众卫生服务需要、需求等社会环境,经济环境,竞争环境等环境研究。服务体系研究包括医疗服务体系、区域医疗规划及资源配置、城乡医疗服务网、医院分级管理等。微观运行管理研究主要包括,运用管理学基本理论,研究医院管理的各个环节,领导,计划,决策,控制,效率(人员、设备的利

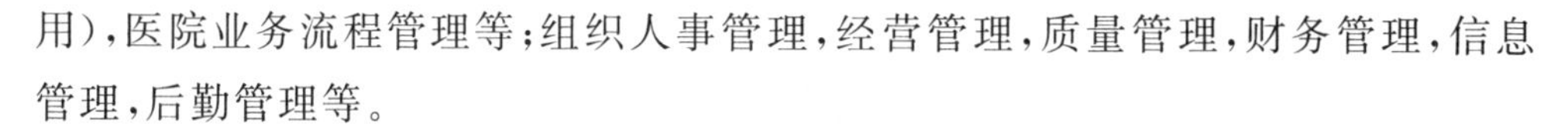

用),医院业务流程管理等;组织人事管理,经营管理,质量管理,财务管理,信息管理,后勤管理等。

(二)医院管理学的学科体系

医院管理学的研究内容非常广泛,有必要对其学科体系进行划分,明确该学科的研究对象、研究范畴及其之间的有机联系,促进医院管理学的学科建设和发展。关于医院管理学的学科体系目前国内外还没有形成完全一致的看法,有以医院科室和部门设置为基础进行分类的,如医疗科室管理、医技科室管理、护理管理、病案管理等;也有划分为业务管理、行政管理、经济管理等;这些分类方法和概念不够清晰,难以形成理论体系。为了突出医院管理的理论性、整体性、层次性、实践性及实用性等特点,多数医院管理研究者将其分为综合理论和应用管理两大部分。

1.综合理论部分

综合理论部分也称为医院管理学总论,主要研究医院管理的基本原理与医院概论等基本理论问题,包括医院管理学的概念、研究对象、学科体系与发展,医院管理职能和方法、医院管理的政策等。

医院概论主要从社会角度来研究医院这个特定系统的一般规律,主要包括医院的发展历史、定义和类型、性质、地位、工作特点、任务和功能、医院管理的方针政策、医院发展趋势、医疗法规等。

此外,还要研究医院体系的管理,包括医院管理体制、治理机制、补偿机制、运行机制和监管机制,医院服务体系的布局与发展规划、医院资源的筹集与使用(如医疗保障制度、医院支付方式改革等)、城乡医疗服务网建设和医院之间协作等。

2.应用管理部分

应用管理部分也可以称为医院管理学各论,主要研究医院管理这个系统中既相互联系又有区别的各个要素及其之间的关系等。这些要素管理主要有组织及人力资源管理、质量管理(医疗管理、技术管理、质量改进、安全管理)、信息管理、财务与经营管理(即经济管理)、科教管理、后勤管理(包括物资设备、后勤保障)等。由这些要素形成各个专业的管理,有些专业管理又可以分为若干子系统。

(1)组织管理:为了实现医院目标,将医院的人员群体按照一定的功能分工划分成相应的组织机构并有机结合,使其按一定的方式与规则进行活动的集合体。医院组织机构设置是医院进行各项活动的基本条件,医院组织管理也是整个医院管理的基础。

(2)人力资源管理:人力资源是任何组织中的第一资源,在医院中则更为重要。医院人力资源管理包括人员的录用、培养、使用等相关的体制和激励约束机制、人员的编配、职权的划分、医德医风建设等。

(3)质量管理:对医院活动全过程进行组织、计划、协调和控制,从而提高技术水平、医疗质量和技术经济效果,包括医疗服务的及时性、有效性、安全性,患者的满意度,医疗工作效率,医疗技术经济效果等内容,可以具体划分为医疗管理、技术管理、质量改进和安全管理。

(4)信息管理:信息处理、信息系统的建立和情报资料的管理,例如医院统计、病案管理、资料管理等。它作为一项专业管理,贯穿在各项专业及其相互联系中。

(5)财务管理:进行经济核算和成本核算,降低医疗成本,避免浪费。管好用好资金,合理地组织收入和支出,以较少的财力和物力发挥较大的医疗技术经济效果,保证医疗业务的开展以及发展业务的需要。

(6)经营管理:从医院经济实体性的角度,将医院经济活动与医疗服务活动相结合,社会效益与经济效益相统一基础上的经济管理过程。医院经营主业是医疗业务,同时有科研、教学、预防保健服务、医药器材物品生产与加工,以及其他生产经营活动。

(7)科教管理:将现代管理学原理、方法应用于医院的科技活动以及教学中,调动临床科技人员和医院有关部门的积极性,实现在科技活动中各要素的最佳组合并发挥最大效能。内容包括医院科研规划及实施管理、科研制度管理、科研人才管理、科研经费管理、临床医学教育管理、住院医师规范化培训、继续医学教育管理等。

(8)后勤管理:围绕医院的中心任务,对医院的能源供给、环境卫生、保养维修、车辆调度、生活服务、药品器材、医疗设备等进行计划、组织、协调和控制,以保障医院工作的顺利进行,可以划分为总务保障管理、物资管理和设备管理。

医院管理系统各部分可以有各自的目标,但医院作为一个整体系统则有一个总的目标,医院各个子系统的运行和各项专业的管理都必须围绕医院总体目标的实现而进行。医院各项专业管理各有特点,但又密切联系,在实际管理工作中相互交叉、难以分割。不同历史时期,医院管理学研究的内容也各有侧重。在新的形势下,“以人为本”的服务观与“以患者为中心”的医疗观已成为医院管理研究的主要方向。如何完善医疗服务体系,改革医院管理体制和治理、运行、补偿和监管机制，转变医院发展模式，加强医院内部管理，减轻患者负担等已经成为当前医院管理研究的重要内容。而关于医院质量管理、医院经营管理、医学科技与教育、职业道德建设、医院管理理论等的研究，则是医院管理学研究的长久课题。

四、医院管理学的研究方法

目前，我国医院管理正处于从经验管理向科学管理的转变之中，医院管理实践中产生许多新的问题，迫切需要从医院管理学学科发展的角度进一步研究，这就必然需要了解医院管理学的一般研究方法，属于方法论中一般科学方法论和具体科学方法论的范畴。医院管理学是一门交叉学科，其研究方法多为借鉴管理学、社会学、经济学和医学等学科的理论和方法，结合医院管理的特点和规律，研究解决医院管理中的问题。主要方法可以分为定性研究和定量研究。

（一）定性研究方法

定性研究方法是社会学常用的一种探索性研究方法，多运用在关于事物性质的研究。通常是根据研究者的认识和经验确定研究对象是否具有某种性质或某一现象变化的过程及原因。定性研究方法主要是通过特定的技术或方式获得人们的一些主观性信息，对特定问题的研究具有一定深度，通常是定量研究的先前步骤。常用的定性研究方法如下。

1.观察法

观察法是社会学研究的最基本方法之一，它不同于日常生活中的一般观察，而是一种有意识的系统行为。定性观察法是指在自然状态下对研究对象的行为和谈话进行系统、详细的观察，并记录其一言一行。

2.访谈法

访谈法是指研究者在一定的规则下，按照事先确定的目的和内容，面对面地询问被访者并通过与其交谈获取有关信息的方法。可以分为非结构式访谈、半结构式访谈和结构式访谈，通常与观察法结合使用。

3.专题小组讨论法

专题小组讨论法也称焦点小组讨论法，是由一个经过训练的主持人以一种无结构的自然形式召集一小组同类人员（通常不超过 12 人），对某一研究专题在主持人协调下展开讨论，从而获得对讨论问题的深入了解的一种定性研究方法。该方法常用于收集目标人群中较深层次的信息，定性了解人们对某问题的看法和建议等。经常作为定量调查的补充。

4.选题小组讨论法

选题小组讨论法是一种程序化的小组讨论过程，召集6～10人来讨论某个特定问题的有关方面及原因，并对其进行收集判断，以确定优先方案，该方法既提供了表达个性和公平的机会，也照顾到了大多数人的意见，常用于社会需求评估。

5.文献分析方法

文献分析方法是通过查阅有关文献资料或记录，在较短时间内尽快了解某个研究问题相关情况的一种方法，是开展各种研究通常必不可少的一种重要方法。

6.德尔菲法

德尔菲法是一种预测和决策的方法，通过匿名方式，让专家独立地针对一个问题进行思考，并采用信函方式与研究者建立信息联系。研究者对信函信息汇总整理并将主要结果反馈给各位专家，供专家再次分析判断，反复多次后，专家意见趋于一致。该方法通常用于预测领域，也可广泛应用于各种评价指标体系的建立和具体指标的确定过程。

7.新发展的研究方法

新发展的研究方法主要有头脑风暴法、SWOT分析法、利益相关者分析法、情景分析法等。

(二)定量研究方法

定量研究方法是指运用概率论及统计学原理对社会现象的数量特征、数量关系及变化等方面的关系进行研究，并能用定量数据表示结论的一种研究方法。该方法使人们对社会现象的认识趋向精确化，与定性研究相结合以进一步准确把握事物发展的内在规律。

常用方法有系统分析法、预测分析法、投入产出分析法、统计分析法和层次分析法等。

第二节　医院管理学的方法论与基本原则

一、医院管理学的方法论

方法论是指认识世界和改造世界的一般方法，在不同层次上有哲学方法论、一般科学方法论、具体科学方法论之分。关于认识世界、改造世界、探索实现主观世界与客观世界相一致的最一般的方法理论是哲学方法论；研究各门学科，带有一定普遍意义，适用于许多有关领域的方法理论是一般科学方法论；研究某一具体学科，涉及某一具体领域的方法理论是具体科学方法论。三者是互相依存、互相影响、互相补充的对立统一关系。哲学方法论在一定意义上带有决定性作用，它是各门科学方法论的概括和总结，是最为普遍的方法论，对一般科学方法论和具体科学方法论有着指导意义。

每一门学科都有其方法论，也就是总的指导思想和原则。研究我国医院管理，其方法论应该包括，必须从我国的国情和医院发展的实际出发，掌握有关社会科学、现代管理科学和医学科学等知识，并以此为基础，运用一般科学研究的基本方法，如定性调查的方法、统计和实验等定量的方法、综合分析的方法等。同时要研究现代管理科学在医院管理中的应用，紧密结合国情和实际，借鉴国外一切先进的科学管理理论和经验。重视我国医院管理的实践经验，全面理解医院作为社会事业重要组成部分的含义，坚持社会效益第一的原则和促进人民健康的根本宗旨，合理运用医院管理的相关理论和方法。

二、医院管理学的基本原则

医院管理学作为一门科学，其发展既要遵循哲学层面的普遍客观规律、也要遵循管理科学的一般规律，还要紧密结合本学科领域的特点。医院管理学的发展应坚持以下原则。

（一）遵循医院管理客观规律

马克思主义认为，规律是事物、现象或过程之间的必然关系。规律具有本质性的内部联系，也是现象间的必然关系，是现象中的普遍东西。管理作为一门科学，存在不以人们意志为转移的客观规律。医院管理者的责任就是要正确认识并把握医院管理的客观规律，运用科学管理方法，使医院良好运行并实现其发展目标。切忌脱离客观实际、主观随意。

（二）坚持发展的观点

一切客观事物都处在不断运动、发展、变化之中，因此医院管理必须与不断发展变化着的客观实际相适应。医院管理的对象是发展、运动着的，新情况、新问题不断出现，发展观点强调管理上的动态性、灵活性和创造性。要始终坚持发展的观点，改革创新，切不可满足现状，墨守成规，停滞不前，思想僵化。

（三）坚持系统的观点

所谓系统，一般是指由相互作用和相互依赖的若干组成部分相结合而成为具有特定功能的有机整体,任何系统都不是孤立的,它总是处在各个层次的系统之中,它在内部和外部都要进行物质、能量、信息的交换。所谓系统的观点,就是把所研究的事物看作是一个系统。医院正是这样一个系统,因此研究医院管理必须坚持将医院作为一个整体系统加以研究。医院作为一个系统,由人员、设备、物资、经费、信息等要素组成,并按功能划分为若干子系统及更小的子系统,形成层次结构。

(四)坚持“以人为本”的理念

人是一个系统中最主要、最活跃的要素,也是一切活动的最重要资源。重视人的因素,调动人的积极性,已成为现代管理的一条重要观点。传统管理以管理事务为主体,现代管理则发展到以人为主体的管理,即只有充分调动人的积极性、主动性、创造性,才能实现管理的目标。在医院系统中,服务提供者是医院员工,服务对象是病患中的人,这就要求在医院管理中既要充分调动医院员工的积极性、主动性和创造性,又要切实尊重患者,服务患者,真正做到“以人为本”。

(五)遵循医疗行业特点

医疗行业作为一个服务行业,有其显著特点。医院是一个劳动、知识和资金密集型兼有的组织,对生产诸要素中劳动力素质的依赖更为明显;医疗服务具有明确的区域性、连续性、协调性和可记性等特点,且调节供需矛盾的方法少、效果差、难度大和周期长;医疗服务的产出直接依赖消费者的协作,医疗服务消费者严重依赖提供者;由于医疗服务的需求弹性较小,医疗服务的价格和服务的效用、意愿之间的关系并不紧密。医院提供的服务是直接面对消费者的即时性供给,具有明显的不确定性、专业性、垄断性和不可替代性,同时责任重大、客观上要求无误和完整,还有部分福利性的特点。医疗服务的需求者具有明确的目的性,即以较少的花费治愈疾病;但其寻求服务的过程则是盲目的、被动的和不确定的;同时要求医疗服务具有公益性和公平性,往往表现为第三方付费。

医疗服务具有其他服务性行业难以比拟的复杂性,医院管理者要认真研究。

(六)坚持一切从实际出发

医院管理研究在我国还是一门新兴学科,其理论体系、研究方法还很不完善,大多是直接学习和借鉴其他一些学科的理论和方法,尚未形成独立的学科体系。在这样一个阶段,我们必须加强医院管理理论的研究,同时又要认真总结我国医院改革发展的经验和教训,紧密结合医药卫生体制改革的实际,坚持理论研究与医院实践相结合。在研究方法上,要坚持定性与定量研究相结合,针对研究问题,采取适宜研究方法。在推进医院改革发展中,要坚持借鉴国际经验与开拓创新相结合，既要从我国国情出发、坚持走中国特色的创新之路，又要学习借鉴国际的先进经验，同时避免其已走过的弯路。

第三节 医院管理学的主要范畴

医院管理学作为管理科学的一个分支，已经形成了较为完备的学科体系。然而，其作为一门应用学科，所涵盖的内容也是随着医院管理理论研究和实践探索的进展与时俱进的。

一、质量管理

医院质量是指以医疗工作为中心的医学服务质量，强调医疗服务和生活服务的统一，是医院各种活动表现出来的综合效果和满足要求的优劣程度。医院质量管理是为了保证和不断提高医院各项工作质量和医疗质量而对所有影响质量的因素和工作环节实施计划、决策、协调、指导及质量信息反馈和改进等以质量为目标的全部管理过程。医院质量管理是医院各部门和各科室质量管理工作的综合反映，是医院六要素（人、财、物、任务、信息、时间）发挥作用的集中表现，也是医院管理的有机组成部分。医院质量管理包括结构质量管理、环节质量管理和终末质量管理，其职能就是有效地、科学地运用现代医学科学管理理论、技术与方法，对结构质量、环节质量和终末质量进行有效的管理。医院质量管理的主要任务是进行质量教育和培训、建立质量管理体系、制订质量管理制度，它是医院管理的核心，强化医院质量管理对加速医院建设与发展起着重要作用。同时，医院质量管理受诸多因素的影响，为正确有效地实施医院质量管理，需借鉴国内外企业质量管理的先进理论和方法，结合医院所面临的国家卫生改革的新形式、新要求，应遵循以患者为中心的原则、领导作用的原则、全员参与的原则、全过程管理的原则、持续改进的原则、以数据为基础的原则、系统管理的原则和医患诚信合作的原则。

医院质量管理体系是由医院质量方针和质量目标及为实现这些目标而相互联系、相互制约的所有相关事物构成的一个有机整体。它把影响医院质量的技术、管理、人员和资源等因素都综合在一起，使之为了一个共同的目的，在医院质量方针的引导下，实现相互配合、相互促进、协调运转。医院建立的质量管理体系一般包含组织机构、管理职责、资源管理和过程管理四个方面的内容。

医疗质量的形成过程，由三个层次构成，称之为“三级质量结构”，即结构质量、环节质量和终末质量。遵照医疗质量形成的过程及规律，按层次对构成医疗质量的各环节进行有效的控制是医疗质量管理的根本。医疗质量的三级结构是密切联系，互相制约，互相影响的。结构质量贯穿于质量管理的始末，终末质量是结构质量和环节质量的综合结果，对结构和环节质量起反馈作用。

医疗质量控制是质量管理的基本手段。完整的医疗质量控制是以个体质量控制、科室质量控制、院级职能部门质量控制和区域性的专业学科质量控制四级层次展开。医疗质量的改进与提高，离不开法律法规的保障。要建立职业道德考核与评价制度，加强医护人员医学理论、法学知识与能力的培养。要坚持人本管理的原则，重视医院文化建设，引导、激励工作人员为患者提供安全、有效、方便、价廉的医疗卫生服务。

二、教学、科研管理

医学是一门实践性很强的学科，医学教育具有社会性、实践性和服务性的特点。临床医学的教学在附属医院、教学医院内进行，是保证和提高医学人才和培养质量的重要环节和必要手段，国内外医学教育发展趋势强调医学生早期接触临床、促进基础与临床的融合，倡导从传统的“以学科为中心”向“器官系统为中心”的转变，进一步凸显临床教学的重要性。

医院担负着医疗、科研和医学人才培养的重任，在医学教育中起着非常重要的作用。目前我国大多数医学院校并入综合性大学，国际化进程加速，面对新形势，要充分认识到医院（尤其是附属医院）在医学教育中的重要作用，把教学建设纳入附属医院发展的整体规划，建立一支稳定、优秀的临床教学队伍，不断创新、完善医学实践教学体系，为社会培养合格、优秀的医学人才。附属医院、教学医院承担着医学院校基础教育中的临床教学（理论授课、临床见习、实习），毕业后教育和继续医学教育必须在省市的各级医院开展。随着新医改方案的逐步实施，住院医师规范化培训制度将不断推进，分布在各附属医院、教学医院的培训基地将承担住院医师的规范化培训，医学生从学校毕业后，必须经过规范、系统的培训后再正式走上工作岗位。

医学科学研究是医学可持续发展的基础，是保证和不断提高医疗质量、培养医学人才和实现医院管理现代化的需要，也是现代医院的一项重要任务。医院从来就是开展医学科研的基地，是否开展科学研究、科研课题、科技成果和科技人才的多少以及科研水平的高低已经成为一所现代化医院不可缺少的标志。医院的临床需求是医学科研的动力，医学科研的成果必须在医院得到验证，医院是医学科研的重要载体。医学科学研究是促进医学发展的重要手段，是保证并不断提高医疗质量、增进人民健康、培养高素质医学人才、提高医院学术地位、促进医院管理现代化、实现"科技兴院"的必要措施。重视医学科研工作的开展，有助于基础医学研究与临床的密切结合。科研的首要目的是发现临床需要解决的问题。从科学研究的流程来看，没有临床需求的研究往往是空想的研究，而没有基础研究的深入和对临床的支撑，便很难有临床治疗的创新和进一步发展。只有从临床发现问题来进行基础研究，才能找到科研的出路。才能在获得理论创新的同时又能够显著促进临床治疗进步。医院承担着医疗、教学、科研和预防保健四大任务。医院科研的进展，科技成果和科技人才的多寡及水平的高低，新业务、新技术的引进与应用，是衡量一所现代医院医疗水平、学术水平高低的重要标志。

综观国内外医院科研的发展，大致呈现如下趋势：①向综合性更强的研究发展。随着向"生物-心理-社会"医学模式的转变，现代医院科研要揭示疾病的内在机制，必须以综合应用各门自然科学的最新成果为条件。可以预测，今后其他学科最新的研究成果将更多地向医学研究渗透。②向动态和定量的研究转变。现代科学技术的发展，已经为动态的定量研究提供了必要的手段，在临床医学中，可以使用各种先进仪器设备对生命现象进行更加精确、微量的分析，甚至可以应用量子力学来研究复杂生物分子价电子的运动规律。③向更注重辩证思维发展。现代医学中，理论对实践的指导作用大大加强。在临床医学的研究中，不仅需要仔细观察、实验和记录，还需要大量的辩证思维，从多角度来进行合理的推理和分析，科学思维将占据越来越重要的地位。④研究方法不断改进。电子显微镜、放射性同位素、计算机和计算机网络已经在医院广泛应用，今后医学实验仪器将向更高、更精、更尖方向发展，使医院可以开展更加精密、更加复杂的研究。

医疗工作既是医院的根本任务，又是医院生存发展的基础，与此同时，教学与科研的作用亦不可或缺。科学研究在新世纪医学发展中的重要性日益凸显，它离不开教育和人才培养，而良好的科研基础可以显著促进医疗和教学质量的提高，乃至引领发展的方向。总而言之，医院医疗、教学、科研工作应该相辅相成，作为附属医院、教学医院，三项任务缺一不可，正确处理三者之间的关系，才能使医院全面协调、可持续发展。

三、人力资源管理

医院人力资源是指为完成医院各项任务，在医疗、护理等各种活动中所投入的人员总和。医院开展的各项医疗活动中，人力是最重要、最核心的资源，人的主动性、创造性及技术水平的发挥，是医院活力的源泉和发展的基础。医院人力资源具有社会责任重大，工作风险性高，从事知识技能高度密集型的劳动，团队协作性强，实现自我价值的强烈愿望，道德潜质要求高等特点。

医院人力资源管理是为了更好地完成医院的各项任务而充分发挥人力作用的管理活动，是人力资源有效开发，合理配置，充分利用和科学管理的制度、法令、程序和方法的总和。医院人力资源管理贯穿于医院人力资源活动的全过程，包括人力资源的预测与规划、工作分析与设计、人力资源的维护与成本核算、人员的甄选录用、合理配置和使用，还包括对人员的能力开发、教育培训、调动人的工作积极性、提高人的科学文化素质和思想道德觉悟等。现代医院人力资源管理强调"以人为本"，坚持医院内部成员参与管理的原则，注重战略性，建立战略性人力资源管理体系，强调人力资源是"资源"而非"成本"的观念，倡导"主动式管理"，开展"动态管理"。

改革开放以来，我国医院人事制度不断改革与创新，医院人力资源的招聘选拔、评价使用、培训开发等方面取得了明显成效，医院领导干部的选拔任用和岗位规范、医护人员综合评价制度、岗位绩效工资制度以及人才流动与稳定等制度在各地的不断探索中积累了很好的实践经验。医院人力资源管理改革与发展主要体现在以下几方面。

(1)医院领导体制改革。20 世纪 80 年代以来，我国医院普遍推行了院长负责制。实践证明，实行院长负责制有利于医院的管理和发展，应当坚持和完善。但在实行院长负责制中也存在一些问题，需要进一步明确党政领导干部的责权，研究明确党委会和行政会议研究问题的内容和分工，形成权力与责任相统一的机制，建立健全有效的监督和问责机制，发挥职代会的监督作用，建立科学的领导干部任职标准，并加强考核制度，促进院长负责制的健康发展。通过制定院长任期目标责任制等方式，确保其管理的主动性、积极性和创造性的发挥。同时完善监督机制，保证院长在其职责范围内，有效行使权力，合理配置资源。同时，根据医药卫生体制改革需要，探索完善医院法人治理结构，探索理事会或董事会决策制、监事会监管制等新型管理体制，形成有责任、有激励、有约束、有竞争、有活力的医院管理体制。

(2)医院人事制度改革。实行聘用制,进行科学合理的岗位设置,医院管理人员实行职员聘任制,卫生专业技术人员实行专业技术职务聘任制,工勤人员实行合同制,建立和完善岗位考核制度,建立解聘、辞聘制度,对新进人员实行公开招聘制度,采取新人新办法,实行人事代理制。

(3)医院分配制度改革。按照按劳分配和生产要素参与分配的原则,结合卫生工作知识密集、脑力与体力结合、高风险等特点,在逐步推进管理体制改革的条件下,扩大各医院的分配自主权,根据按岗定酬、按任务定酬、按业绩定酬的精神,建立起重实绩、重贡献,向优秀人才和关键岗位倾斜,自主灵活的分配激励机制。积极开展按生产要素参与分配的改革试点,研究探索技术、管理等生产要素参与分配的方法和途径。根据不同岗位的责任、技术劳动的复杂和承担风险的程度、工作量的大小等不同情况,将管理要素、技术要素、责任要素一并纳入分配因素确定岗位工资,按岗定酬。拉开分配档次,对于少数能力、水平、贡献均十分突出的技术和管理骨干,可以通过一定形式的评议,确定较高的内部分配标准。

(4)医院人力资源流动配置改革。运用市场机制,调整医疗卫生人力资源结构,促进人员合理流动。有条件的地区可根据实际情况,按规定申请建立卫生人才交流服务中心,积极配合医院等卫生事业单位人事制度改革,为卫生专业人员和其他卫生工作人员在行业内或行业间流动提供服务。医院可将未聘人员向卫生人才交流服务中心申请托管,由人才交流中心、医院和托管人员签订协议,明确三方责任及有关事项,对未聘人员集中管理,以减轻医院的管理负担。

四、经营管理

经营管理是企业、事业单位在市场经济条件下,进行以“效益为中心”的全面统筹和管理运转,把计划、生产或服务、业务管理、经济管理、质量管理、市场营销等各种组织功能有机地结合起来,以追求最佳的社会效益和经济效益。医院以实现社会效益为最高准则,同时又是必须提高经济效益和效率的经济实体,同样应搞好经营管理。

医院的经营管理就是根据医院的特性,结合医疗服务的一般规律,按照不断增长变化的患者需求,通过领导者的谋划、管理者的有效运作和执行者的具体实施,最大限度地发挥医院的人力、财力、物力,有效利用时间、信息、公共关系等资源,不断适应医疗市场的变化,满足患者的需求,取得最大的社会效益和市场占有率,提升员工素质的科学过程。

在医疗保险的环境下,尤其在城市医疗服务供应过剩的条件下,医院必须注重经营管理，以适应市场经济的要求，适应医疗保险的新环境。搞好医院经营管理，不仅是保证医院改革发展的基本措施，也是医院生存的现实需要。

医院经营管理必须坚持把社会效益放在首位，要面对存在市场失灵的医疗服务市场，针对医疗服务存在投入与产出的多元性和一定程度的不确定性，采取相应的经营策略和方法，力求消除医院存在的管理缺陷，采取相应的措施，减少由此带来的影响。

医院经营的根本宗旨，在于满足人民群众当前和长远的医疗需求，保护社会劳动力，提高人民群众的健康水平和生命质量。因此，医院经营必须遵循国家卫生工作的方针和政策，坚持服务质量第一以质量取胜；必须与当地社会生产发展水平相适应；必须充分调动医院全体成员的劳动积极性和创造力，充分发挥资源的效益；必须遵循医院医疗活动规律及其经济规律。

医院经营的目标大致包括以下几方面：①社会责任目标（即医院对社会应尽到的责任和贡献，可以被社会利用的卫生服务程度、规模等）；②发展目标（包括医院发展的规模、技术水平、人才建设、资产增长，以及横向的国内外同类医院相比较而预期的目标等）；③服务目标（医院在一定社区范围内为人群提供的医疗保健服务，不仅优质、高效，而且人群有能力支付）；④经济目标（医院欲达到的收入水平，亦包括开拓医疗服务市场的程度，以及医院职工待遇和福利的改善程度）；⑤市场目标（医院医疗服务的市场占有率、营销的目标市场、医院竞争力、医疗市场开发和渗透的潜力等）。

医院经营结构主要由四方面的经营活动构成：①医疗资源经营活动，包括医疗资源的筹集与开发、积累和投入。②医疗生产经营活动：建立和健全医疗护理活动的规章制度，完善医疗服务功能；提高医疗服务质量，发展医疗服务项目；开展医疗服务公关、改善服务态度、提高医院信誉，开拓医疗服务市场；扩大医疗协作，促进医院发展等。③医疗产出及其成本经营管理。④医院收益分配管理：医院经营活动内容及其过程，都要涉及经营意识、经营组织及方式的问题。只有将意识、组织、结构、方式有机构成一个系统，医院经营管理才能卓有成效地运行。

医院经营体制包含三个层面的内涵：一是医院的经营自主权及其内部经营管理层次划分和经营权的分配；二是经营管理手段方法的选择；三是医院内部各科室、部门之间行政性的和经济性的相互关系。

国内外医院的经营体制，大致分为三种：第一种是集权经营体制；第二种是高度分权经营体制；第三种是集权、分权平衡的经营体制。各国医院经营体制的发展趋势都是或早或晚，不同程度地从高度集权经营或高度分权经营向着集权、分权平衡的经营体制转变。我国医院向经营管理转轨的体制改革，也应该是逐步实现从集权经营向集权、分权平衡的经营体制转变。医院要建立集权、分权平衡的经营体制，应该坚持目标一致原则、责权一致原则、利益一致原则和决策一致原则。

医院经营机制按照经营关系的内容和性质，主要分为由医院适应市场经济环境所形成的市场经营机制和内部经营环节所形成的内部经营机制，包括经济补偿机制、经营竞争机制、分配激励经营动力机制、自我约束机制、质量保证机制等。

根据经营目的，医院经营模式分营利性和非营利性医院。在我国，以国有医院、集体所有制医院为主体，因此医院的经营模式也以非营利性模式为主。但是，随着社会主义市场经济的建立，营利性的医院也正在出现。

五、信息管理

医院信息系统（hospital information system，HIS）是医学信息学（medical informatics，MI）的重要组成部分，同时也是信息技术十分重要的应用领域。美国该领域的著名教授 Morris Callen 于 1988 年曾为医院信息系统下了如下定义：利用电子计算机和通讯设备，为医院所属各部门提供患者诊疗信息和行政管理信息的收集、存储、处理、提取和数据交换的能力，为医院所属各部门提供信息服务，并满足所有授权用户的功能需求。一个完整的医院信息系统应该包括医院管理信息系统和临床医疗信息系统。

医院信息系统的基本框架模式是采用计算机和网络通信设备，对医院的医疗信息和业务信息进行管理，进而在有条件的情况下，开发管理决策支持和医疗决策支持系统，帮助医院管理者和医护人员做出决策咨询。医院信息系统基本实现了对医院各个部门的信息收集、传输、加工、保存和维护。可以对大量的医院的工作信息进行有效的处理。完成日常基本的医疗信息、经济信息和物资信息的统计和分析，并能够提供迅速变化的信息，为医院管理层提供及时的辅助决策信息。医院信息系统的运用，是医院科学管理和医疗服务现代化的重要标志。

医院的管理过程，实质上就是信息的收集、加工与决策过程。根据医院各部门的不同情况，医院信息按内容大致可分为医疗临床信息和医院管理信息。国外也有人进一步将管理信息分成医务管理信息和行政管理信息两部分。医院管理信息一般有两个层次：一是业务管理层次，它是以业务信息为基础的专业管理信息。二是综合管理信息和计划决策信息。医院管理信息系统（hospital management information system，HMIS）提供信息以支持医院的计划、控制和操作。它提供既适应过去，也适应现在和将来的有关内部操作和外部情报的信息以帮助运行、管理和决策。它把从事务处理到医院环境（国家立法、卫生政策及国内外经济情况）中选出的数据浓缩、加工成为用于管理的信息。其主要目标是支持医院的行政管理与事务处理业务，减轻事务处理人员的劳动强度，辅助医院管理，辅助高层领导决策，提高医院的工作效率，从而使医院能够以少的投入获得更好的社会效益与经济效益。临床信息系统（clinical information system，CIS）的主要目标是支持医院医护人员的临床活动，收集和处理患者的临床医疗信息，丰富和积累临床医学知识，并提供临床咨询、辅助诊疗、辅助临床决策，提高医护人员的工作效率，为患者提供更多、更快、更好的服务。

近年来，区域卫生信息化正在成为医疗卫生信息化发展的热点。医院信息系统是区域卫生信息化发展的不可或缺的重要基石。尽管居民健康档案的建立和患者临床信息的共享能够极大地发挥分散在各独立医疗服务机构（主要是医院）信息系统内已存储信息的价值，打破信息“孤岛”和“烟囱”的局限，但不可否认的是，没有一定范围内相当数量的医院信息系统的成功应用，没有医院临床信息系统的成功应用，区域卫生信息系统就变成了无源之水，无本之木，它的成功建设就无从谈起。

医院信息系统属于迄今世界上现存的企业级信息系统中最复杂的一类。它不仅要同其他所有管理信息系统一样追踪伴随人流、财流、物流所产生的管理信息，从而提高整个医院的运作效率，而且还应该支持以患者医疗信息记录为中心的整个医疗、教学、科研活动。因此，鉴于医院环境的独特性，信息系统在医院的实现应具有其特殊的功能要求：①有一个大规模、高效率的数据库管理系统的支持；②有很强的联机事务处理（on line transaction processing，OLTP）支持能力；③典型的7天/24小时不间断系统，要求绝对安全、可靠；④易学易用的、友善的人机界面；⑤可剪裁性和可伸缩性，能适应不同医院的发展计划需求；⑥开放性与可移植性，适应不同软硬件平台；⑦模块化结构，可扩充性好。

迄今为止，中国医疗卫生信息化的投入80%以上是医疗卫生服务机构投入的，主要是医院。在新医改启动之前，医院已经基本上处于市场环境之中，医院面对市场竞争，基本上是自负盈亏，医院希望借助信息化改善管理，降低成本，提高收益。医院愿意在信息化上投资除了要满足医保、行政管理的强迫性需求外，改善医院本身的运营效率，提高核心竞争力是主要目的。2009年4月国务院发布的《关于深化医药卫生体制改革的意见》和《2009—2011年深化医药卫生体制改革实施方案》正在全面地落实和实施当中。医疗体制的改革对中国医疗卫生信息化,包括区域卫生信息化的建设无论是现在还是长远,肯定会产生极大的影响。

六、医院文化

医院文化是整个社会大文化中的亚文化,是带有鲜明行业特点的文化。医院文化的特定性,突出表现在"救死扶伤,实行社会主义的人道主义"这一职业特点上,体现在"精诚""救人"的事业行为上。进入21世纪后,经济全球化的进程加快,医疗卫生体制改革全面推进,医院进入市场并面临着国内、国外两个竞争,这种竞争不仅表现为技术水平、医疗质量、服务质量等的竞争,而且表现为管理理念、管理思想、管理环境、创新能力的竞争,归根到底是医院文化的竞争。因此,文化建设已成为医院在激烈的市场竞争中成败的一个关键。

医院文化的构成要素如下。①医院价值观:医院价值观决定了医院的基本特征,是医院文化的核心。②医院哲学:医院哲学处于医院文化的深层结构中,它主导和制约着医院文化其他部分的发展方向。③医院精神:医院精神是医院群体意识的展现,对内起导向、激励、凝聚作用,对外起展示、吸引、辐射作用。④医院道德:医院道德是医院员工的行为规范,是从伦理上调整医院与社会、医院与医院、医护人员与患者、医院管理人员与被管理者、医院员工与员工之间关系的行为规范的总和。⑤医院制度:医院制度是医院文化建设中不可缺少的方面,是完成各项医疗任务,实现医院工作目标的重要保证。⑥医院形象:医院形象是医院文化个性化的表现,它是由医院的集体风尚、经营风格和主要领导人的作风决定的。⑦医院环境:医院环境是医院生存和发展所依赖的社会、自然和文化诸条件的总和,是医院文化形成和发展的最基本的要素。

医院文化一般分为核心层精神文化、中层制度文化、浅层行为文化、表层物质文化四个层次,这四个层次相互联结、相互影响、相互作用、相互渗透,共同构成了医院文化的整体结构,以实现其导向功能、凝聚功能、激励功能、协调功能、约束功能和育人功能。医院文化具有时代性、人文性、社会性、继承性、创新性和传播性等基本特征。

在我国,目前医院文化的研究还不够深入,有些关于医院文化的理论研究,还停留在一般概念的表述上。有些医院在实践中做了很多有益探索,但缺乏从理论上归纳总结提升,医院文化研究任重而道远。医院文化作为一门新兴的管理科学,就其研究的要素来说,在理论方面应放在医院文化结构、医院精神的确立、医院文化的探索上；在实践方面应放在医疗服务的改善、医院形象的塑造、医德的整肃等研究上。医院文化的研究从理论构架到研究方法，都必须借鉴社会科学的研究方法，吸收社会科学的研究成果。医院文化研究应当借鉴企业文化的研究方法，吸收企业文化的研究成果。当然，医院文化有其自身发展的特点和规律，因此，医院文化的研究也应有自身的方法。要以"三个代表"重要思想为指导，要以凝练群体价值观为核心，要坚持立足实际持之以恒，要学习、借鉴和吸收一切社会科学研究的优秀成果。医院文化的研究应是开放的，而不是封闭的；应是创新的，而不是守旧的；应是实践性的，而不是理论性的。

七、护理管理

护理管理是卫生保健事业管理中的重要组成部分，其任务是研究护理管理工作的特点、理论、规律、方法，并对护理工作进行计划、组织、控制、协调以提高护理工作的质量，为患者提供优质的护理服务。世界卫生组织（WHO）对护理管理的定义是："护理管理是发挥护士的潜在能力和有关人员及辅助人员的作用，或者运用设备和环境、社会活动等，在提高人类健康这一过程中有系统地发挥这些作用"。1989 年美国护理专家吉利斯提出"护理管理过程应包括资料收集、规划、组织、人事管理、领导与控制的功能。卓越的护理管理者若能具备规划、组织、领导、控制的能力，对人力、财力、物力、时间能做最经济有效的运用，必能达到最高效率与收到最大效果。"护理管理学要研究护理管理工作的特点，并找出其规律性。因此首先要对人员、设备、技术、信息、资金、时间等进行科学的研究分析，对涉及护理活动的有关方针、政策、理论和方法进行认真研究，把二者有机地结合起来，进行综合分析后，制定出合理的工作计划，进行管理中的组织、控制、协调，使护理系统的管理活动在理论指导下达到最优运行，放大系统的效能，为社会和患者提供最优服务。

护理管理学要研究护理的行政管理、业务管理、教育管理，以及这三部分之间的关系。行政管理属于体制管理、机制管理、政策管理，也即组织管理。它是一切管理取得高效率的组织保证。行政管理的目的是达到护理目标，提高护理质量。要求有合理的组织结构，正确的领导方法，科学的管理思想，严密的工作计划和方案，政策上的各种激励机制，评估、手段、方法、分配与使用的艺术。业务管理是为实现行政管理目标而设的，只有二者有机结合，才能真正实现管理的目的。所谓业务管理除了业务技术、护理学术、不同层次的专业人才配置和科研与教育外，重点还有护理质量和工作效率与效益的管理，其中又以质量管理为主的规章制度、技术操作规范、质量标准的制定、执行和控制为基本内容。教育管理直接影响着各种护理人员的素质与业务水平的提高，特别是护理临床专家、护理管理专家等高层次专家队伍的建设，是护理专业发展的重心。教育管理要研究人才队伍的结构，护理人员知识的结构，岗位职责对护理素质的要求，人才培养的理论、方式、方法，教育的各种投入和组织管理等。其中既有学历教育，又有在职培训与继续教育，形成教育管理系统。现代护理管理学研究的内容很广泛，其基本点还是研究护理领域里护理管理活动的基本规律和一般方法。它具有护理专业的特色，又具有管理领域的特点。护理管理要遵循系统原理、“人本”原理、动态原理和效益原理。

我国医院的护理管理始于制度管理，20 世纪 30 年代后，一些条件好的医院开始形成“护理主任－护士长－护士”的管理层次，20 世纪 50 年代起逐渐形成了比较全面、系统的管理制度，20 世纪 80 年代起步入科学管理阶段。本时期的医院护理管理的特征体现在：护理管理组织体系不断完善，护理管理理论体系初步形成，护理管理人员的素质和管理水平不断提高，护理质量管理初步实现标准化，初步建立了适合我国国情的护理模式，护理管理手段逐步现代化，护理管理走向法制化，制定并实施了中国护理发展规划纲要。未来护理管理学发展的特点将涵盖新的内涵、新的模式、新的思路、新的理论：以人为本将更被重视，护理管理体制将进一步改革，临床护理支持系统日益重要，信息技术在护理管理中的运用将普及，科学的管理理论与技术应用于护理管理实践，社区护理管理得到发展。

八、药事管理

医院药事管理是一个完整的系统，这个系统由运行、支持和扩展三个基本分系统组成。它们既有联系又有区别，既相互制约又相互促进，对这些分系统的管理就是医院药事管理要研究的内容。其中医院药事组织管理是研究医院药学部门的结构和人员的管理。业务部门管理是通过科学的组织、计划与控制，使药品制剂流通过程中的诸因素——药学人员、药学技术、仪器设备、药事法规、药学信息得到合理的结合和有序的实施，以提高工作效率，保证药品质量，达到临床用药安全、有效、经济的目的。技术管理是指医院药学实践中的技术活动以及提高与发展所进行的计划、组织、调控和实施的管理。物资设备管理是指医疗过程中需要的药品、相关医用材料以及仪器设备的选购、保管、使用等所进行的一系列管理工作。质量管理是运用标准、规范、规程、监控等管理措施，对临床用药和医院药学部门工作质量实施管理。经济管理包括适宜引进新药，制定药品采购计划，做好药品成本核算和账务管理，开展药物经济学的研究，开展医院处方点评，找出存在问题，分析其原因，减少用药盲点和资源浪费。信息管理是研究药学部门工作和临床用药的信息特点、信息收集、信息处理和信息反馈。

医院药事管理既有纵向管理，又有横向管理。纵向管理是对药学部门的自身管理，横向管理是对医院各科室药品供应和临床药品使用的管理。医院药事管理这种统一体的两个侧面，两者相辅相成，才能相得益彰。药品在医院使用环节的科学管理和药品的合理使用，是医院药事管理的重点与难点。药品管理既与药剂科提供的药品和药学服务有关，又与各医疗科室是否适宜、正确使用药品密切相关。建立临床医疗团队，医药护紧密合作，共同对患者的药物治疗负责，促进合理用药，保证医疗质量，就成了医院管理的最根本职责。为了协调、指导医院合理用药和科学管理药品，对医院药事各项重要问题做出专门决定，并使药品在使用环节上，最大限度地发挥效益，我国有关药事法规规定，二级以上医院应当设立药事管理与药物治疗学委员会，其他医疗机构应当成立药事管理与药物治疗学组。

医院管理的趋势已从线形管理向以患者为中心的同心形管理发展。对医院药事管理来说，意味着其职责观念和业务延伸及运作方式的变化。这具体体现在临床药学的深入发展，临床药师的专职化与专科化参与临床药物治疗、药物经济学及循证药学的出现和发展。医院药学部门的服务对象是所有患者，但其工作关系几乎涉及全院所有部门和医护人员。医院药师的职业道德，业务技术水平和服务水准，通过这个窗口来展示医院风貌，对树立医院的形象和声誉起到重要的作用。医院药学是以药学的理论和技术为基础，并运用现代管理学的理论与方法，研究如何实现最佳的药品供应、药品的合理使用、良好的药学技术服务，以及在此实施过程中对一切药事活动的管理。医院药学的全部实践是医院医疗行为的一部分，并随着以患者为中心的药学实践模式的建立和发展，医院药学的临床性质将会更加凸显。药师的知识结构也会随着变化更趋合理，重塑药师形象也成为未来一个重要课题。综观国内外医院药学发展趋势，今后发展将具有以下特征：①临床药学学科建设将迅速发展；②转向临床，面对患者，直接服务于患者；③针对患者的药学服务技术含量和临床药师的数量与参与药物治疗质量必将逐步提升；④药品调剂、医院制剂工作的重点将有很大转移；⑤医院药学工作的信息化和自动化将迅猛发展。

九、临床实验室管理

根据国际标准化组织 ISO15189：2007《医学实验室质量和能力认可准则》

中的定义：临床实验室是“以为诊断、预防、治疗人体疾病或评估人体健康提供信息为目的，对来自人体的材料进行生物学、微生物学、免疫学、化学、血液免疫学、血液学、生物物理学、细胞学、病理学或其他检验的实验室”，并指出：“实验室可以提供其检查范围内的咨询服务，包括解释结果和为进一步的适当检查提供建议”。2006 年我国卫生健康委员会颁布的《医疗机构临床实验室管理办法》（以下简称《管理办法》）中对临床实验室的定义为“取自人体的各种标本进行生物学、微生物学、免疫学、化学、血液免疫学、血液学、生物物理学、细胞学等检验，并为临床提供医学检验服务的实验室”。实验室的最终服务对象是患者，直接服务对象是临床医师。实验室应以采用对患者伤害最小的方式，及时、准确地提供临床医师所需的诊断和治疗信息为服务宗旨。《管理办法》对实验室服务提出了“正确、及时、经济、便民、保护隐私”的要求，这是每个临床实验室应该努力做到的。近年来实验室的服务范围逐渐扩大，在我国，目前临床准入的检验项目已超过1 000 项，临床实验室提供的信息为临床医师所获得患者辅助诊疗信息的60％以上。

随着经济的发展和社会的进步，整个医疗事业已成为社会关注的焦点之一。作为提供预防、诊断、治疗、健康状况评估等重要信息提供者的临床实验室在新的形势下面临着新的挑战，人们对医疗服务水平的要求越来越高，医疗保障制度改革提出的新要求，科学技术的进步也不断给临床实验室带来新的挑战。加强实验室的管理是应对这些挑战重要手段之一，临床实验室应充分体现“以人为本”的指导思想，坚持以质量管理为中心的工作原则，最大限度地满足患者和临床需求。

目前，新技术已使主要检验分析仪器的组合成为现实，这必将引发实验室内部组织结构的变化，专业实验室的合并促进了实验室人力、设备和空间等资源的有效利用，减少了费用支出，规模大、标本量多的实验室可以应用实验室自动化系统，提高生产效率、缩短检验时间。实验室全自动化有效运行的前提是实验室具备使用真空采血管、条码系统、模块化智能设备等条件，医院信息系统（HIS）和实验室信息系统（LIS）的完成也对实验室全自动化系统的使用有积极的作用。实验室自动化系统减少了人工操作，强化了工作流程，降低了对实验室工作人员数量上的需求。参考实验室、参考测量程序的建立，参考物质的研制，量值溯源及不确定知识的普及，可加深对检测系统完整性、有效性的认识，这些新的理念对提高检验质量会产生重要的影响。随着高新技术的逐步应用，检验范围不断扩大，在检验信息为临床更有效利用的需求越来越高的情况下，对高级检验人员需求的增加,对检验医师需求的增加,这些都将给我国检验人才培养和教育体制带来影响。

我国政府对临床检验工作十分重视,特别是改革开放以来采取了一系列措施以促进临床检验质量的提高:颁布了《医疗机构临床实验室管理办法》;组建了卫生健康委员会临床检验中心,负责临床实验室管理;出台了相关部门的规章和文件,实行规范化管理。近年来我国临床实验室的硬件环境有了较大的改善,检验人员的技术素质也有了提高,但实验室内部的质量管理与发达国家相比仍有一定的差距,我们还应该学习和借鉴国际上先进的实验室管理经验,在已取得经验的基础上,进一步规范实验室管理,以高质量、高水平的服务最大限度地以满足临床医师和患者对检验工作的需求。应进一步贯彻、落实《医疗机构临床实验室管理办法》,完善与国际接轨的临床实验室认可制度,在对医疗保险定点医疗机构的选择中应对已通过临床实验室认可的医疗机构予以重点关注,形成实验室努力提高检验质量的动力,改变以往以行政命令为主要手段的管理模式,使临床检验管理的各项措施真正落到实处。

十、医学影像管理

医学影像学科作为在传统放射学基础上发展起来的一个新兴学科,是近20年来医学领域中知识更新最迅速的分支,学科的进步导致可提供的诊断信息量骤增,使影像医学在临床医学中的作用显著增加,影像医学的发展水平已处于可直接促进或降低一个医院学术发展水平和地位。现代放射学科的宏观布局包括如下职能板块。

(一)放射诊断板块

在大型综合医院的放射科,放射诊断工作通常划分为以下系统:呼吸系统、消化系统、骨与关节系统、中枢神经系统、泌尿与生殖系统、心血管与介入放射学系统及儿科系统。一些学科基于医院的专业侧重可能会划分出更细的领域,也可能会合并某几个系统。依照合理的、与国际接轨的知识结构模式,每一系统应当由一个专业组完成诊断工作。涉及同一患者主要疾病的各种检查应当由同一专业组综合提供诊断报告,提供经过归纳、分析的“唯一”的结论。这就意味着在形成最终的、唯一的诊断结论之前,如果必要的话,诊断医师应该根据最初的检查所见决定下一步的检查方法及阐明检查目的,以最大的可能给临床医师提供最明确的诊断。放射诊断板块的专业组不仅承担本专业放射诊断的相关工作,同时还应是本专业的教研室(组),实施本专业的教学工作;也同时是本专业的研究室(组),实施本专业内的科学研究,从而实现医、教、研的有机结合。

(二)放射技术板块

大型医院放射科的放射技术工作涉及所有的检查方式。放射技师应该熟悉和掌握科内所有设备的操作,还应有所侧重。和传统上的"医嘱技从"或医技分家的工作模式不同,现代放射学科的放射技术是为一个独立的专业,具有自己专业的特征及工作上的特定范畴。现代的放射学科在技师板块的管理上应着重体现放射技师工作模式的转变。

(三)生物医学工程与物理板块

生物医学工程与物理板块是现代放射学科内的较新的板块。这个板块内应包括工程师、物理师,特别是有高学历层次的专业人才。该板块的职能与放射科内大型设备的功能开发、运行状态及科学研究有密切的关系。

(四)计算机与网络板块

计算机技术已经深入到了现代放射科的各个方面。使计算机技术与装备合理配置、合理布局、发挥与拓展功能、开发与更新软件、硬件装备的及时升级与更新乃至计算机的保养与维修等工作在大型甚至中型放射科均已需要专业的计算机工程师直接管理与运作。此外,计算机工程师还需要密切深入到放射学科的每一工作环节,解决各环节运行中的具体问题。计算机工程师的另一项重要职能是建立、管理放射科内的"放射科信息系统"(radiological information system,RIS)。在结合 RIS 与"医院信息系统"(hospital information system,HIS)方面,计算机工程师也需发挥不可替代的作用。当进一步发展"图像存档与传输系统"(picture archiving communication system,PACS)、远程放射学和远程医学系统阶段,则计算机工程师已是该项工作的主角了。

(五)护理与其他专业板块

护理职能是随放射科近年来业务范畴的扩展而更多地引入放射科的,尤其是伴随介入放射学的开展,放射科护理工作的层次和专业内涵有了大幅度的引申。有条件的放射科还建立了专门的病房。另外,放射科的护理工作也开辟了护理学的新领域。在有条件的放射科还应设有心理学、统计学、社会学等相关专业的专业人员。

(六)新型的板块互动模式

在现代放射科中,各板块间的工作关系应是互相依托、互相渗透、互相促进的。尤为突出的互动关系体现在几个板块之间的医工结合工作关系在医疗、科研和教学工作领域的体现。这种互相渗透势必派生出临床、科研和教学方面大量新的增长点,使学科的水平不断增长。

放射学科的经济管理、住院医师和专科医师的培养、放射学科运行管理中横向与纵向工作关系的有机协调、进修医师的管理、学科的人员流动、学科带头人的培养以及学科工作流程中各环节的质量管理和质量控制都是医学影像学科管理关注的重点内容。

十一、病案管理

病案是有关患者健康状况的文件资料,包括患者本人或他人对病情的主观描述和医护人员对患者的客观检查结果及医护人员对病情的分析、诊疗过程和转归情况的记录以及与之相关的具有法律意义的文书、单据。记录患者健康状况的记录可以是以文字形式,也可以是图表、图像、录音等其他形式。它们的载体可以是纸张、缩微胶片、磁盘、硬盘、光盘或其他设备。目前,病案的称谓已不再仅指医疗记录,而是指更为广义的健康记录。通过家庭医师或诊所的初步诊疗,健康检查,记录个人健康历史,补充了医院接诊前和医疗后患者的健康信息,形成完整的个人健康档案。病案信息管理也涉及这些资料的收集与管理。

病案管理是指对病案物理性质的管理,即对病案资料的回收、整理、装订、编号、归档和提供等工作程序。病案信息管理除了对病案的物理性质管理外,还包括对病案记录内容的深加工,由病案资料中提炼出有价值的信息,并进行科学的管理,向医护人员、医院管理人员及其他信息的使用人员提供高质量的卫生信息服务。病案信息管理是病案管理的高级阶段,是病案管理本质上的飞跃,它需要更高的技能、更好的工具和更复杂的加工方法。

目前,我国正处于从病案管理阶段过渡到病案信息管理阶段。病案信息学,是研究病案资料发生、发展、信息转化、信息传递、信息系统运行规律的学问。除病案管理、疾病分类、手术分类等自身专业外,还涉及基础医学、临床医学、流行病学、心理学、组织管理学、统计学、计算机技术和国家政策及法律法规等相关专业内容。

病案具有备忘、备考、凭证、守信的功能,这些功能在医院中发挥着重要的作用。病案的医疗作用主要是备忘。病案记录是医护人员对疾病诊断治疗的依据,病案资料可以维系医疗团体内或医疗机构之间的信息传递,成为医护人员工作的桥梁、纽带。病案的备忘功能使医护人员在短时间内便可了解到患者健康史,家族史、既往病史,近期用药史,医疗史,药物过敏史等重要的信息,它对于当前患者病情判断、诊疗计划至关重要。临床研究与临床流行病学研究是利用了病案的备考功能。上述的研究是通过统计分类,比较、观察病例之间的特性、关联性以获得对疾病发生、发展规律的解释,找出最佳的治疗方案。如果要充分发挥病案的备考作用,仅病案本身还不够,必须根据不同的目标建立完善的索引系统作为辅助。利用病案进行临床教学同样是利用病案的备考作用。病案作为教材的优点在于它的实践性,它记录了人们对疾病的认识、辨析、治疗的成功与失败的过程。病案在医院管理中的作用也是利用病案的备考作用。病案中包含了大量人、财、病症、手术操作的信息,通过对病案资料的统计加工,便可以了解医疗水平、管理水平,从而提高对医院的效率管理和医疗质量的管理水平。医疗付款作用是应用病案的凭证功能。病案如果丢失,在医疗付款中失去了凭据,将会遭到拒付。这对病案记录的完整性、保管的完好性等提出了严格的要求。守信是医患之间建立的法律关系。医疗是一个高危市场,医院是以患者为医疗对象,极容易出现医疗意外、医疗事故,产生医疗纠纷和法律事件。在病案中,有一系列的患者或家属签字文件,这些患者或家属签字的知情同意书等文件赋予医院某种权力,它具有法律作用。除守信功能外,医疗纠纷和法律依据的作用还涉及病案的备考功能,它可以证实医疗活动的真实性。病案在医疗统计中同样是利用病案的备考作用。病案涵盖了患者身份证明和有关医疗活动的信息,是医疗业务活动数量和质量统计分析的原始资料,医院领导制订计划、监督和指导工作所需要的统计数据,国家规定的医疗统计指标都可从病案信息中取得。医疗统计数据可为国家卫生统计部门提供疾病分布、发病率、死亡原因等数据,为研究疾病的防治和监测提供参考。病案的历史作用是利用病案的备忘和备考作用。病案记录了个人的健康历史,也记录了人类对疾病的抗争史,同时病案记录也可以反映某一历史时期的特殊历史事件。

病案信息管理工作不仅是病案专业人员的责任,也是全体医院职工的共同责任。每个人对病案都负有一定的责任。病案是医院的财产,要保证病案的正常流通,保护它的完整性。

病案管理正逐步向病案信息管理,向计算机化方向发展,其具体表现是电子化病案。即无论患者在医院的任何专科治疗,都可以获得在医院各部门治疗的医疗信息;电子病案有警示系统,当出现不正常的化验报告时或药物配伍有禁忌时,计算机可以发出警告;电子病案系统还应当有电子资料库的支持,连接到一些电子图书、杂志资料库。当需要了解某种病的最新诊断、治疗方法时,可以获得参考资料,循证医学的方法可以直接引入病例治疗。在对新信息收集、加工和管理的同时,传统的资料也存在加工管理、快速传输的要求。纸质病案转换为影像病案一定要考虑医院电子病案的进程，最好与医院的电子病案系统同步进行。

十二、医院建筑

医院建筑是人们用建筑材料搭建的并向人提供医疗护理服务的使用空间。我国医院一般由以下用房组成：急诊部、门诊部、住院部、医技科室、保障系统、行政管理、生活用房等。承担医学科研任务的综合医院，根据副高级以上职称人数配套建设科研用房；有教学和实习任务的医院配套建设教学用房。根据交通和民防部门的规定医院要建设一定数量的停车和人防设施。目前我国医院建筑一般分为三种组合形式，即分散式、集中式、混合式等。那么，医院建筑与医院管理的关系如何呢？

医院建筑和医院管理是相辅相成密不可分的，一方面医院建筑应该体现和方便医院的管理，体现使用者和管理者的理念，促进和便于医院管理。反过来使用者的要求和医院管理者的理念，要告诉建筑师促进医院建筑的设计。由于医院是一个复杂的系统工程，涉及的部门和专业非常广泛，因此医院建筑设计是民用建筑设计中最为复杂的。医院建筑与一般民用建筑不同，有它独特的功能要求。医院建筑建造中要充分体现医院管理的要求，最主要的是卫生管理的要求、经济管理的要求和安全管理的要求。

医院建筑设计时在认真研究和合理配置各部门之间关系的同时，还应进行各种流线的规划，包括门诊、急诊、住院患者、访客与工作人员之间的相互关系。在医院各个不同内部流线的规划中，应减少交叉。尤其是在管理上应分隔的流线，如清洁物品与污物流线、访客与后勤流线，或手术患者与工作人员流线等。部门内部的工作流程是在流线规划后的重要设计环节，每一个部门的内部设计应包含该学科医疗模式的探讨、治疗程序的拟定、医疗设备的选用与部门内部管理的考虑，同时还必须从以患者为中心的角度来考虑整体作业。此外，门、急诊就医的合理流程、住院部门的病房安排与护理功能以及后勤部门的相关配套与充分保障都是医疗作业管理的重点。

为使医院建筑达到美观、适用、经济和可发展的要求，科学、高效地完成好医院建设前期工作是医院建设把控的关键，关系到项目整体质量及使用效果的优劣、成败。医院建设前期包括以下工作：①项目可行性研究与立项工作；②设计组织工作；③工程组织工作；④建设投资管理工作。

医院建设的规划设计包括医院建筑总体规划、医院建筑选址、医院建筑的总平面设计、医院建筑的交通组织、医院建筑空间组合模式、医院建筑的环境设计。

医院建筑装备总体规划及设计包括:医院给水、排水及消防系统;医院采暖、通风及空调系统;电气系统;医院智能化系统;医院热力系统;医用气体和医院物流传输系统。在医院建筑装备总体规划及设计中还要充分考虑医院内部建筑的设计要求和辐射防护设施的设计要求。

医院的建设项目在完成立项和设计后,即进入施工阶段及运行维护阶段。施工阶段和运行维护阶段的主要工作包括申请批准工程项目建设(列入基建年度计划)、建设准备、工程组织和管理、工程验收和运行维护等五个方面。

十三、医学装备管理

医学装备作为预防、诊治、保健、康复、研究、教育等领域应用的装备技术是随着综合科技及医学的发展而产生的。随着人类文明和科学技术的进步,医学装备取得了令世人瞩目的成就。医学装备管理学是卫生管理学的一个分支学科,除具备自身的独特的理论与实践操作体系外还集成了多学科理论和方法学。装备管理工作目标和发展方向的确定离不开卫生事业管理学和医学诸学科理论的指导,装备的配置、物资与应用管理、技术评估需要运用设备管理学、物资管理学、技术工程学、技术经济学、卫生经济学、技术评估学、安全管理学、计量学、信息学、统计学、伦理学、物流学等学科知识,装备的安全、质量控制、维修保养需要生物医学工程学与临床工程学等技术支持。医学装备管理是以医学装备的"一生"为对象、沿着生命周期的不同阶段展开的动员全员参加的一项系统工程。在不断实践中生成了两个重要管理体系,一是全程、全员、全方位管理;二是寻求装备的寿命周期费用最经济为目的,讲究效率的综合管理,即寿命周期费用管理。我国一些医院采用装备综合工程学和LCC对规划立项、采购、使用与保养维修、效益分析、耗材、档案、计量、数据信息等医学装备环节实施全程管理,取得了较好效果。

医学装备项目管理应具有明确的项目目标,规范的项目活动领域,充实的项目活动内容,科学的项目实施计划及评价指标体系。我国开展医学装备项目管理已获得许多成功的实践,项目管理在增强医院以医疗服务质量和水平为标志的综合能力、促进临床学科发展、扶植相关新临床医学学科进步、带动医学模式和技术流程改革、优化医学装备技术资源配置等方面取得了显著成效;同时为深化卫生技术评价以及探索医学装备理论提供了一个可操作的运行载体。项目管理经验的推广产生了辐射、指导效应,越来越受到各级卫生事业管理部门和卫生单位的重视,并扩展到卫生管理的其他领域,带动了各省市卫生管理部门和医院装备管理工作，与医院发展、学科建设结合开展医学装备项目管理取得了良好效果。

医学技术评估(medical technology assessment,MTA)广义上称为卫生技术评估(healthcare technology assessment,HTA)是应医学技术特别是医学装备技术迅猛发展在20世纪70年代起步的，其研究内容是从安全性、有效性、经济性(成果-效益/效果分析)、社会适应性(社会、伦理、道德、法律问题)四方面对技术进行评估。HTA的目的是对技术的开发、应用、推广与淘汰实行政策干预提供依据。由于医学装备技术是医学技术中发展速度快，作用影响凸显的领域，则成为HTA研究的热点。在我国开展医学装备技术评估的进程中，从始至今贯穿有介绍HTA在医学装备领域里的应用、意义、方法学、基本步骤等报道；在HTA的实践研究方面多体现在医学装备技术的安全性和有效性评价、技术利用效率、成本及成本效益评价上。运用HTA成本分析的理念，研究建立了医学装备技术成本效益分析模型，并载入HIS平台。近年来，循证医学的发展也对HTA起到了协同作用。鉴于医学装备的认证管理和应用质量管理已经成为社会各界关注的焦点，循证医学也逐步在医学装备的安全有效性及其质量控制方面发挥作用。国家层面的法律法规也正在加强。逐步建立起医学装备循证管理体系对有效发挥医学装备保障作用是非常必要的，即医学装备质量循证管理。这并不意味着将循证医学简单地照搬到医学装备质量管理领域，而是基于标准、计量检测充分收集和利用科学证据，按循证医学研究方法进行科学分析，提升医学装备管理质量。循证医学贯穿于医学装备的认证、规划、配置、应用、计量、维护、报废等生命周期环节，有助于医学装备管理的科学发展，提高管理水平。对医院装备的配置论证、应用规范、检测维护与效果评价、改进方案等一系列质量控制过程实践PDCA循环管理，提高了在用医学装备质量，减低了医学装备安全事件的发生率。由于医学装备在设计生产上可能存在的某些缺陷、受市场前验证的局限、使用环境问题或错误操作等原因，所以会导致不安全风险事件的发生。20世纪90年代欧美国家在医学装备管理中引入了风险管理概念，即基于风险分析的医学装备管理。风险管理包括一套应付风险的政策和程序，也包括风险分析、风险评估和风险控制三方面实务工作，为装备管理工作提供了理论依据。目前，风险管理的举措表现在市场准入、安全监测控制、不良事件产品召回三个环节上。

十四、后勤管理

医院后勤管理是围绕医院的中心任务，组织、协调、监督后勤部门及所属人员有序地开展工作，为保障医疗、教学、科研、预防、保健等工作正常进行而组织的各种活动。医院后勤管理是医院管理的重要组成部分，是构成医院工作的重要支柱，是医疗工作得以顺利完成的可靠保障。其工作效果直接影响到医院的建设发展与医疗质量的提高和综合效益的增长。摆正后勤在医院工作中的位置，提高后勤管理能力，加强后勤科学管理，是医院领导者的重要职能。

医院后勤管理主要担负着筹划、组织、管理、保障和服务职能，工作内容和管理范围包括医院物资供应、生活服务、后勤设备和环境与卫生、行政安全等方方面面，涉及后勤管理、卫生经济、卫生环境、营养膳食、园艺绿化、物资设施、机械设备、通信网络等多种学科领域，蕴涵着深刻的学术理论，涵盖着多方面的专业知识，具有较强的技术性和专业性。

医院后勤是医院运行与发展不可缺少的支持保障系统，是患者恢复健康的必备条件，是医护人员生活与工作的有力保证，是提升医院发展建设层次的重要基础。医院后勤管理具有与医疗活动相适应的连续性，与先进设施设备管控相适应的技术性，与社会专业化分工相适应的社会性，与市场经济条件相适应的经济性，与人性化相适应的服务性，与社会稳定相适应的安全性。医院后勤管理的效益体现在服务保障的高效率上，体现在良好的经济效益上，体现在决策科学上，体现在统筹规划上，体现在良好的组织协调上，体现在制度健全、管理规范上，体现在奖勤罚懒，有效激励上，体现在以人为本，最大限度地调动员工的积极性、创造性上。

医院后勤工作按其从事的内容不同，可进一步细分为两类：一是后勤管理工作，一是后勤服务工作，前者是运用科学的方法、手段，通过有目标的组织协调工作搞好后勤各项工作，主要指进行计划、组织、控制等管理活动的后勤部门所从事的工作。后者则是为保证医院各项生产、经营和职工生活提供必需的物质条件所做的工作，主要是指能直接地、具体地提供产品和劳务的后勤部门所从事的工作。

为医院全面工作的运行以及职工、患者提供各项劳务和技术服务保障是医院后勤服务工作的基本任务，主要包括：物业管理（园林绿化与环境保洁，设施设备的管理、运行和维修保养，餐饮服务，公寓宿舍管理）；交通通信工具的运行管理；建筑物维修；医用文本印刷；物资供应；被服制作和洗涤；污水污物和医疗废弃物的无害化处理等。医院后勤服务是医院内部的服务生产活动，它既具有与社会服务业相同的性质，又因其服务对象和范围而具有不同于社会服务业的特点。主要表现在服务对象需求高，工作的时限性、随机性大，服务范围、内容广泛复杂等。

伴随社会的进步，医院后勤服务工作范围将越发广泛，涉及医院内部所有的医疗、生活的各个方面，而服务对象的特殊性又给管理增加了难度。良好的后勤服务管理对医院树立品牌形象，提高医院经济效益和社会效益，具有重要的作用和意义。要正确认识后勤服务的地位和作用，努力强化后勤员工的服务理念，提高后勤员工综合素质，建立健全各项规章制度，实施目标管理，提高医院后勤服务质量和顾客满意度。在医疗卫生体制改革和医院后勤社会化逐渐深化的过程中，通过引导，建立合理的竞争机制，把医院内部后勤服务项目与社会上的服务行业融为一体，建立起双方对称合理的责权利关系，更好地为患者和职工提供优质、高效、低耗的工作与生活保障服务。

十五、医院管理法律事务

医院管理法律事务是医院管理的重要组成部分，其依据为医院管理相关法律法规。所谓“医院相关法律法规”，是指适用于“医院”这一特定类型医疗机构的一整套庞杂的法律规范体系。我国的医院法律规范体系是在实践和改革中逐渐形成的，其宗旨与核心是对医院的开办、运行、终止整个生命周期内的行为做出定义和规范。

我国目前尚无卫生基本法，所以目前我国的卫生法律法规都是由全国人民代表大会常务委员会制定和国务院、卫生健康委员会规定的。目前我国卫生法律有《药品管理法》《国境卫生检疫法》《传染病防治法》《红十字会法》《母婴保健法》《献血法》《执业医师法》《职业病防治法》《人口与计划生育法》《食品安全法》。行政法规约 30 余部，部门规章和地方性法规超过 90 部。1951 年 1 月 3 日国务院批准颁发了《医院诊所管理暂行条例》，这是我国第一个医疗机构方面的行政法规。随后国务院及卫生健康委员会等又相继制定了一系列医疗机构管理的行政法规和部门规章，如《县卫生院暂行组织通则》《县属区卫生所暂行组织通则》等。十一届三中全会以后，为适应改革开放的需要，卫生健康委员会又先后制定了《全国城市街道卫生院工作条例》《综合医院组织编制原则》《全国医院工作条例》《医院工作制度》《医师、中医师个体开业暂行管理办法》《医院分级管理办法》等部门规章。

为了进一步加强我国医疗机构管理的标准化、规范化和法制化。国务院于 1994 年 2 月26 日发布了《医疗机构管理条例》，相应地卫生健康委员会还颁布了《医疗机构管理条例实施细则》《医疗机构设置规划指导原则》等配套法规。随着社会主义市场经济体制下卫生改革的深入和对外开放的需要，国务院办公厅于2000年2月转发了国务院体改委、国家计委等八部门《关于城镇医药卫生体制改革的指导意见》以及为贯彻该指导意见有关部委发布的《关于城镇医疗机构分类管理的实施意见》等。2000年5月卫生健康委员会、对外经济贸易合作部联合发布了《中外合资、合作医疗机构暂行管理办法》，2002年《医疗事故处理条例》，2008年《中华人民共和国护士管理办法》，2009年12月26日第十一届全国人民代表大会常务委员会第十二次会议通过的《中华人民共和国侵权责任法》对医疗损害责任等给出了明确规定，进一步健全了对医疗机构的依法管理。这些都是管理医疗机构（医院）的法律法规的重要组成部分，也是设置医院、治理医院和日常执法的法规依据。

医院作为提供医疗预防健康保健服务的场所，其服务性质决定医院工作内容涉及三个方面，一是面对患者服务，诊疗行为和医院场所的安全管理行为；二是落实国家公共卫生及疾病控制工作；三是医院内部人、财、物的运营管理工作。三个方面的工作均受我国行政、卫生、民事以及刑事法律的调整，主要包括：①医疗服务管理相关法律，涉及医疗机构、医护人员执业、资质准入、医疗技术准入、医疗质量管理、病案管理、医疗安全管理、医疗感染管理、疾病控制应急处理、血液药品管理以及医学伦理、医患沟通、医疗纠纷处理等规范。②医院劳动人事管理相关法律，此部分涉及医院干部人事制度和工人劳动合同制度以及聘用制工人和临时工人的管理规范，劳酬分配制度等。③合同管理相关法律，此部分涉及医院药品、设备、设施以及物品的采购活动，建筑、后勤维修活动，经营合作活动等规范。④医院教学、科研管理相关法律，此部分涉及医学教学中的规范，临床新药试验、临床试验、临床新技术开展、科研开发、知识产权等规范。⑤医疗保险管理相关法律，此部分涉及国家推行社会医疗保障制度、医疗责任保险、医疗意外等保险制度。⑥医院财务管理相关法律，此部分涉及国家税收、物价管理等规范。

第二章

医院人力资源管理

第一节　医院人力资源管理的概念

一、医院人力资源

（一）人力资源的概念

人力资源最早是由美国当代著名管理学家彼得·德鲁克（Peter F.Drucker）于1954年在其《管理的实践》一书中提出的。彼得·德鲁克认为，相比于其他资源，人力资源具有特殊性，包括生物性、能动性、时效性、智力性、再生性和社会性等。对于人力资源的概念，我们可以从广义和狭义两方面去理解：广义上讲，人力资源是一定范围内的人口中具有劳动能力的人的总和，是能够推动社会进步和经济发展的具有智力和体力劳动能力的人的总称；狭义上讲，从组织层面看，人力资源是有助于实现组织目标的，组织内外所有可配置的人力生产要素的总和。

人力资源是所有资源中最宝贵的资源。作为一种特殊的资源，人力资源具有极大的可塑性和无限的潜力。人力资源的最大特点是能动性，这是人力资源与其他一切资源最根本的区别。人力资源的活动总是处于经济或事务活动的核心位置，决定其他资源的活动。因此，人力资源在经济活动中是唯一起创造性作用的因素，它影响着一个组织的发展、进取和创新。IBM公司创办人毕生说："就算你没收我的工厂，烧毁我的建筑物，但留给我员工，我将重建我的王国。"在现代西方的管理中，随着管理理论和模式的变革，人力资源成为最重要的战略资源，"以人为本"的管理思想得到了越来越多的认同。

(二)医院人力资源的概念及其特点

医院人力资源是指为完成医院各项任务,在医疗、护理等各种活动中所投入的人员总和。医院开展的各项医疗活动离不开人力、物力、财力、信息等这些基本要素的投入,这些要素的相互结合、相互作用,共同影响甚至决定医院的发展。其中人力是最重要、最核心的资源,人的主动性、创造性及技术水平的发挥,是医院活力的源泉和发展的基础。

相比于其他行业的人力资源,医院人力资源具有社会责任重大、知识技能高度密集、团队协作性强等特点。

1.社会责任重大

医院人力资源直接面对人群和病患,提供诊疗保健服务,涉及人们的生老病死,其服务水平和服务质量的优劣关系亿万人民的健康,关系千家万户的幸福。承担着对社会、对公众救死扶伤的责任和义务。与人民群众切身利益密切相关,社会关注度高,是重大的民生问题,关系到人民群众对社会事业的满意度,关系到社会公平正义的维护和稳定。

2.工作具有高风险性

医院人力资源工作过程中会面对很多已知和未知的风险,很多工作带有救急性质,不可拖延。面对重大传染病疫情、危害严重的中毒事件、自然灾害或灾难事故引发的险情、恐怖袭击、放射性物质泄漏事件等突发卫生事件,危急时刻医护人员需要挺身而出,工作强度和压力超乎寻常。所面对的每个患者,病情变化、身体素质、恢复程度等不确定因素较多,医护人员在对病情的判断上难免会发生偏差。同时,社会上有些人对这种高风险性缺乏足够的认识,有些医护人员还会受到患者及家属的辱骂、殴打,这样难免受到行政处分和法律追究。

3.从事知识技能高度密集型的劳动

医院人力资源成长过程较长,需要接受扎实的基础理论学习和临床实践训练。一名医学生要成长为一名合格的医师,一般需要接受5~10年的院校学习和1~5年的实践培训。在从事临床工作之后,还需要接受各种继续医学教育和培训。经过长期培养出来的医务工作者,其专业知识、技术必定具有较高的专业性。医院人力资源所提供的服务种类繁多,因为人类所面临的疾病危害的种类多,诊断和治疗的方法相对更多。医护人员的劳动以付出技术为主要特点,在为患者服务中,每个环节都渗透着技术,患者的康复凝聚着技术和知识的结晶。这些技术和知识正是上述理论学习和实践积累的成果。

4.医务劳动的团队协作性强

医院人力资源一方面必须对种类繁多的服务提供完善的技术规范，另一方面又必须针对每一个不同的个体辨证施治。诊疗工作的完成需要不同专业群体的高度协调，同时不允许有任何疏忽或者错误。例如在开展手术时，需要有外科医师、麻醉师、手术室护士及病房护士等组成工作组，团结协作、密切配合。没有团队协作精神，手术无法顺利开展。因此，医院工作中更强调临床、护理、医技以及医院管理等各类人员之间的相互支撑和密切配合。

5.医护人员具有实现自我价值的强烈愿望

医护人员作为知识型人才，通常具有较高的需求层次，更注重自身价值的实现。为此，他们很难满足于一般事务性工作，更渴望看到其工作的成果。医师通常会认为患者的康复结果才是工作效率和能力的证明。医师在其工作中愿意发现问题和寻找解决问题的方法，并尽力追求完美的结果。也期待自己的工作更有意义并对医院工作和社会健康有所贡献，渴望通过这一过程充分展现个人才智，实现自我价值。

6.道德潜质要求高

由于医疗市场的复杂性以及医护人员技术垄断性，医患双方存在严重的信息不对称，发生道德风险的现象很普遍，主要表现为：为追求最大化的经济利益，提供超过患者需求的医疗服务；为最大程度减少责任和医疗纠纷，对患者采取“保护性医疗”；对患者知情权尊重不够，缺乏足够的、耐心的解释和沟通等情况。患者存在的上述风险，可以通过提高医护人员的道德品质来规避。医务工作的宗旨是“救死扶伤，实行人道主义”，对医护人员的道德潜质提出了更高的要求。

二、医院人力资源管理

（一）医院人力资源管理的概念和内涵

人力资源管理是指运用现代科学方法，对与一定物力相结合的人力进行合理的培训、组织和调配，使人力、物力经常保持最佳比例，同时对人的思想、心理和行为进行恰当的指导、控制和协调，充分发挥人的主观能动性，使人尽其才、事得其人、人事相宜，以提高绩效，实现组织目标。通常一个组织的人力资源管理工作主要涉及以下几个方面：制订人力资源战略计划，岗位分析和工作描述，员工的招聘与选拔，雇佣管理与劳资关系，员工培训，员工工作绩效评估，促进员工发展，薪酬与福利设计，员工档案保管等。

医院人力资源管理就是为了更好地完成医院的各项任务而充分发挥人力作

用的管理活动，是人力资源有效开发、合理配置、充分利用和科学管理的制度、法令、程序和方法的总和。医院人力资源管理贯穿于医院人力资源活动的全过程，包括人力资源的预测与规划、工作分析与设计、人力资源的维护与成本核算、人员的甄选录用、合理配置和使用，还包括对人员的能力开发、教育培训、调动人的工作积极性、提高人的科学文化素质和思想道德觉悟等。

（二）医院现代人力资源管理的特点

长期以来，医院人事管理沿袭计划经济体制下的集中统一管理制度，参照管理行政机关人员的管理模式。这种传统的人事管理忽视了员工的主观能动性和自我实现的需求，是一种操作性很强的具体事务管理。随着社会经济发展，影响健康的因素越来越复杂，广大人民群众医疗卫生服务需求日益增强，传统的医院人事管理制度存在的弊端逐渐暴露，已不能适应医药卫生体制改革和医疗卫生事业发展的需求，建立适应现代医院建设和管理要求的现代医院人力资源管理模式势在必行。作为管理学一个崭新和重要的领域，现代医院人力资源管理具有以下特点。

1.强调“以人为本”，坚持医院内部成员参与管理的原则

现代医院人力资源管理强调对“人”的管理，以人力资源为核心，使“人”与“工作”和谐有效地融合，寻找人、事相互适应的契合点，旨在人适其所、人尽其才。医院管理者坚持“以人为本”的思想，主动开发人力资源、挖掘潜能，“用事业凝聚人才、用精神激励人才”，最大限度地激发员工的工作积极性和创造性。同时，树立医院内部成员的主体意识，明确他们的主体地位，吸纳员工代表参与医院管理，努力促进管理者与被管理者之间和谐的合作关系，使人力资源与医院发展呈现一种双向互动的关系，实现员工成长与医院发展的“双赢”。

2.注重战略性，建立战略性人力资源管理体系

现代医院注重战略性、适应性的管理，从战略层面对医院的人力资源活动进行设计、开发和管理，建立一整套战略性人力资源管理体系。医院人力资源管理者应着眼于未来个人和医院的发展，关注如何开发人的潜在能力，采用战略眼光和方法进行组织、实施和控制；充分分析内部人力资源的需求情况、供给状况，医院外部机遇和挑战等信息，制定出科学合理的人才发展规划；建设和完善人才梯队，有目的、有计划、有步骤地引进和培养满足医院发展需要的各类人才；完善管理，设计不同的职业生涯模式，满足医护人员的职业追求；通过尽早的职业生涯规划管理和组织设计，使医护人员对医院和社会的贡献达到最大。

3.树立人力资源是“资源”而非“成本”的观念

传统人事管理将人视为一种资源，而现代人力资源管理把人看作一种充满生机与活力、决定医院发展和提升医院水平的重要资源。因此，医院在开展管理时，要摈弃人力投入是成本的旧观念，以人员保护、开发和增值作为工作重点，以投资的眼光看待在培养人才、吸引人才，以及使用人才方面的投入，不断提升医护人员的价值，促进他们积累医疗经验、扩充医疗知识、提高医疗技术。在开展培训时，要由传统的外部安排的课堂培训方式，向注重个人内在需要的灵活学习方式转变，使人才的知识转化为医疗服务能力，提高他们解决实际问题的能力。由于人力资源具有能动性和可创造性的特性，人力资源“投资”将成为医院发展最有前途的“投资”。

4.倡导“主动式管理”

医院传统的人事管理主要是按照国家卫生、劳动人事政策和上级主管部门发布的劳动人事规定、制度对职工进行管理，仅在“需要”时被动地发挥作用，而在对医院发展和职工的需求等方面，缺乏主动性和灵活性，对医护人员的管理缺乏长远规划。现代人力资源管理强调要发现人才、培养人才、使用人才，使每个人都工作在最适合自己的岗位上，做到“人与岗”匹配，同时创造一种积极向上、团结敬业的医疗卫生工作环境，提高医院工作效率。现代人力资源管理，通过实施医院的人才培养，把握医院人才信息并及时进行反思和修正，来达到明确和发掘每一位职工的潜力，促进医院发展的目的。

5.开展“动态管理”

医院传统人事管理多为行政性工作，是以执行、落实各项规定和控制人员编制为目标的计划性静态管理。医院职工的职业基本上从一而终，管理模式单一，管理方法陈旧。现代人力资源管理更强调参与制定策略、进行人力资源规划、讲究生涯管理等创造性动态管理工作，逐步建立起包括招聘机制、培训机制、考核机制、激励机制、奖惩机制等动态管理体系，在保持医疗队伍相对稳定的同时，建立起真正的激励与约束机制。打破干部终身制，竞争上岗、择优聘用；畅通人员进出渠道，一方面减员增效，一方面积极引进人才，形成优胜劣汰的竞争局面。创造出一种“人员能进能出、职务能上能下、待遇能高能低”的动态管理模式，促进医护人员潜能的发挥和自身素质的提高。

第二节　医院人力资源管理的主要内容

一、医院人力资源规划

(一)人力资源管理战略体系

美国人力资源管理学者舒乐和沃克认为,人力资源战略是一种程序和活动的集合,它通过人力资源部门和直线管理部门的努力来实现组织的战略目标,并以此来提高组织的绩效、维持竞争优势。

人力资源战略也是人力资源管理战略。人力资源管理战略的践行能够调动、指引并确保所有的人力资源活动都能够直接围绕影响组织的问题实施。人力资源战略将组织管理思想与行动联系起来,确定了如何能够以战略为核心去进行人力资源管理,研究如何更加有效地实施人才强化战略、人员配置、薪酬管理、绩效管理,以吸引核心人才,保持竞争精神。

人力资源战略是为管理中可能产生的变化而制订的行动计划,它提供一种思路——通过人力资源管理使得组织获得和保持竞争优势。作为整个组织战略的一部分,人力资源问题事实上是组织战略实施的核心问题。在竞争日渐激烈的环境里,组织的目标就是要赢得胜利,而在此过程中,人力资源战略对组织来说无疑是越来越重要了,它能够确定组织如何对人进行管理,并以此实现组织目标。

同样,医院需要根据内外环境的变化来建立完善的人力资源管理的方法,正面影响医院绩效,为医院成功做出贡献。人力资源战略不但能提高医院绩效,还能够保证有效的成本控制。

(二)医院人力资源管理战略的实施

医院实施人力资源管理战略,一般有 3 个阶段。

1.制订阶段

制订人力资源管理战略虽然重要,但只有综合分析医院内外部那些影响人力资源的要素,确认所面临的境况,才能确定人力资源战略的方向。而要确定人力资源战略的方向,首先就要确定人力资源战略目标,随后制订实施计划,最后协调人力资源战略与医院整体战略间的平衡,合理配置医院内的资源,从整体的角度出发,调整人力资源战略使之符合医院整体战略的需要。

2.实施阶段

实施人力资源战略前，需先分解人力资源战略计划，化整为零，各部门明确自身的任务与作用，推动医院进入良性循环并实现医院目标。

3.评估与调整阶段

在人力资源战略计划实施以后，对该战略的有效性进行评估，保证战略计划的正确实施，也及时校验优化战略计划。当发现现行的人力资源战略已不符合医院的内外部环境时，最好的措施就是当机立断找出差距、分析原因并进行整改。

因此，人力资源战略需要不断地进行调整和修改，以随时适应环境，为医院航向掌好舵。

（三）医院人力成本核算与人力资源开发

人力成本包括以下几种。

1.取得成本

取得成本指医院在招募和录取职工的过程中发生的成本。如广告宣传费用、各种安置新职工的行政管理费用；为新职工提供工作所需装备的费用等。

2.开发成本

开发成本指医院为提高职工的技术能力、增加人力资源的价值而发生的费用。如上岗前教育成本、岗位培训成本、脱产培训成本等。

3.使用成本

使用成本指医院在使用职工的过程中而发生的成本。如工资、奖金、津贴、福利等。

4.保险成本

保险成本指按规定缴纳的各类社会保险费用。

5.离职成本

离职成本指由于职工离开组织而产生的成本。如离职补偿成本、离职前低效成本、空职成本等。

人力资源开发就是为了提高员工绩效，对人力资源进行投资，增强员工与工作绩效相关的技能水平。人力资源开发对于员工来说主要有三个主要方面：一是知识，二是技能，三是能力。

当然，人力资源开发不仅要着眼于员工知识、技能和能力，更要考虑到人岗匹配、知识共享、团结协作等方面。人力资源是所有资源中最本质、最重要、最有价值的资源，科学合理地加以管理开发，势必对医院整体绩效提升与目标实现有着至关重要的作用。

二、招聘与配置

(一)员工招聘

1.招聘的原则及途径

雷蒙德·A·诺伊在《人力资源管理:赢得竞争优势》中指出,招聘包括招募与选拔。招募是为现有的或预期的空缺职位吸引尽可能多的合格应聘者,这是个搜寻人才的过程,为空缺职位找到最优秀的应聘者群体;选拔是不断地减少应聘清单的人数,直到剩下那些最有可能达成期望产出或结果的人。

医院招聘的目的是通过寻找并获得合适的员工,确立医院的竞争优势,完成医院的战略,与此同时帮助员工实现个人价值。招聘是获取人力资源的第一环节,也是人力资源管理中的重要环节。做好招聘需要遵守一些基本的原则。

(1)公平原则:公平是要将医院在招聘时空缺的职位种类、数量和任职要求等信息对外告知,扩大招募人员的范围,并为应聘者提供一个竞争的机会,体现信息公平。

(2)双向原则:即医院根据自身战略发展和现实运作需要自主选择合适的人员,而应聘者也会根据自身的能力和愿望自主地选择岗位。

(3)科学原则:人员招聘不是传统意义上的分配,而是需要对应聘者进行选拔,需要通过一些科学的操作程序、评价标准和测评方法(比如笔试、技能操作考核、小讲课等方式),有效地甄别应聘者的实际水平和具有的发展潜力,从而保证招聘最终效果的实现。

(4)动态原则:无论是医院的发展还是岗位人员的状态都处于不断变化的动态过程中,人力资源在不断地流动中寻求适合自己的位置,医院则在流动中寻找适合自身要求和发展的人才。

(5)经济原则:应重视招聘的效率和效益。招聘成本不仅仅包括招聘时所花费的费用,还包括因招聘不慎而重新招聘所花费的费用,以及人员离职时带给医院的损失。因此,在招聘过程中要注重招聘的经济性,以较低费用获得最合适的人才。

(6)合法原则:招聘必须依据国家的相关政策法规,不违背法律和社会公共利益,坚持公平公正,不搞各类招聘歧视,符合相关法律法规以及要求医院所承担的责任。

招聘途径可以分为内部和外部两种。内部招聘是指通过内部晋升、岗位轮换、内部竞聘、员工推荐和临时人员转正等方法面向现有员工进行招聘，将合适人选调剂到合适的岗位。外部招聘是根据一定的标准和程序，通过广告招募、校园招募、人才市场招募、专业机构招募、网络招募等途径，从外来应聘者中选拔获取所需人选的方法。

为了确保招聘工作的有效性，在招聘开始之前就要根据需补充人员的业务类型、职位复杂度、招募方法的实用性、招募方法与渠道情况做出正确的策略选择。没有尽善尽美而只有最合适的方法和渠道。

2.招聘工作流程

一般人才招聘工作由人力资源处负责拟定招聘计划并组织实施，人员需求部门参与招聘测评的技术设计和部分实施工作。具体工作流程为：①制订计划和任职条件；②发布招聘信息；③资格审核与考核录用。

3.招聘理念与发展趋势

人员招聘有两个前提和一个必要。一个前提是人力资源规划，医院从人力资源规划中得到人力资源需求预测，决定预计要招聘的职位、部门、数量、类型等，它包括医院的人力资源计划和各部门人员需求的申请；另一个前提是工作描述和工作说明书，它们为录用提供了主要的参考依据，也为招聘执行提供了有关工作的详细信息。

一个必要则是胜任素质模型的构建。胜任素质模型是指驱动员工产生优秀工作绩效的各种个性特征的集合，包括动机、特质、自我概念、态度、价值、技能等要素。它是人力资源的高端管理方式，是人力资源管理的重要延伸方向。胜任素质模型的建立一般采用工作胜任能力评估法，先对既定职位进行全面分析，确定高绩效模范员工的绩效标准，再对高绩效员工进行分析和比较，建立起初步的胜任素质模型并对其进行验证，保证它的有效性。基于胜任素质的招聘能够吸引那些具备了能力但很难或无法通过培训与开发获取的个体特征的招聘者，使甄选过程更加有效，有助于提高组织的工作水平。

(二)岗位配置

1.岗位设置原则

(1)按需设岗、因事设岗、因岗设人：岗位设置则是根据工作设置的，这就是按需设岗、因事设岗原则。医院内的岗位设置既要着眼于现实，又要着眼于未来发展，按照医院各部门的职责范围来划定岗位，然后根据工作岗位的需要配置相应人员，尽量做到人岗匹配，人尽其才。

(2)合理结构：岗位设置需要动静结合，对基础性的工作岗位宜采用静态分析，对变化较频繁的岗位，宜采用动态分析。

岗位设置的一项基本任务就是保证每个岗位工作量的饱满和有效劳动时间的充分利用。尽可能使工作定额和岗位定量科学合理化。

2.岗位设置流程

任何医院在运行过程中总会出现各种问题，这些问题可能是由于组织结构设计不合理造成的，也可能是由于部门或岗位设置不完善。为了解决运行中的这些问题，管理人员就需要对组织架构、部门岗位及互相关系进行调整或重新设置，首先需要对医院任务进行确定，包括内外环境分析、医院定位分析和任务分析；其次是确定任务部门，分析并改进业务流程，设计组织架构，确定部门工作任务；最后是岗位工作任务的确定阶段，设计部门内的岗位，界定岗位工作。

编制工作说明书是岗位设置的基础，而工作说明书建立在工作分析的基础上。工作说明书包括工作描述和工作规范，工作描述主要涉及工作执行者实际在做什么、如何做以及在什么条件下做的，而工作规范说明工作执行人员为了圆满完成工作所必须具备的知识、技术、能力等要求。

工作描述主要包括工作名称、工作身份、工作目的、工作关系、工作职责、工作权限、绩效标准、工作环境等，其中工作职责在工作名称、身份、目的的基础上对职位内容加以细化，是工作描述的主体。

工作规范则是指任职者要胜任该项工作必须具备的资格和条件，它关注的是完成工作任务所需要的人的全面条件，一般包括身体素质、教育程度、知识、工作技能、心理品质、经历和道德等要求。

明确的工作描述与合理的工作规范所组成的工作说明书才能做好岗位设置。

(三)人才激励政策

1.人才引进的标准和待遇

引进的人才必须满足以下基本条件：①坚持四项基本原则，热爱卫生事业，具有良好的思想品质和职业道德。②掌握国内外本学科的最新发展动态，对学科建设和学术研究有创新性构思。③具有严谨的学术作风和团结协作、敬业奉献精神。④身体健康，具有与岗位需求所对应的学历和职称。

由于各医院所处地域、专业类别、人才需求的不同，很难有统一的人才引进标准。各医院应该根据自身的实际情况、业务特点，制订符合自身发展需求的人才引进要求和待遇标准，并为引进人才做好服务和管理工作。

2.引进人才的管理及追踪考核评估

(1)人才引进工作由人力资源处牵头,相关职能管理部门参加。定期分析医院各科梯队建设情况,制订人才引进规划,加强横向联系,拓宽引进高级卫生人才的渠道。

(2)对引进人才制订跟踪、评估体系,由人力资源处等职能管理部门分头负责考核。具体职责分工如下。①科研、教学管理部门:侧重考核引进人才的科研教育能力,包括其课题、论文的数量、质量、级别,外语水平,学术地位等。重点考核其基础知识广度、专业知识深度、知识更新程度及信息掌握能力。②医疗、护理部门:侧重考核引进人才的临床业务能力,包括其解决疑难杂症的能力、较复杂的手术技能,重点考核其在本专业领域中专业技术的竞争力、影响力、创造力,能否站在该学科发展的前沿。③党办、监察审计等部门:侧重考核引进人才的医德医风,精神文明,包括其事业心、团队精神、廉洁行医、服务意识。④人力资源处:侧重对引进人才考核的综合归纳分析,具体组织引进人才考核工作,包括计划、督办、总结等。

(3)引进人员入院工作满半年后,由人力资源处会同相关部门对其个人条件及入院后工作表现和业绩进行审核;并将审核情况报党政联席会议,由会议讨论决定是否发放引进费用以及具体发放额度。

(4)由院领导和引进人才谈话,告知党政联席会议讨论结果。医院与引进的人才签订引进人才聘用合同补充协议书,约定一定年限的服务期。

(5)原则上医院每年召开一次学术委员会专题会议,对引进的人才进行追踪考评。考评主要侧重综合素质、团队协作、学术水平等方面,评估结果报党政联席会议审核。如达不到岗位职责要求或是有违纪违规行为,医院有权解除聘用合同,并按协议约定要求本人退赔相关费用。

3.PI 管理

为加快推进医学科研国际化的步伐,可以根据医院学科专业建设与师资队伍发展规划,依托院内特色学科,有计划、有重点地引进与聘请海外高水平、有较大影响力的学科带头人,实施海外特聘人才系列项目,以提高医院学科建设水平和人才培养质量。

“海外特聘人才系列”项目需坚持公开、公正、公平、择优录用的原则和坚持扶特、扶需、扶强,重点支持优先发展的原则。

根据入选标准和工作要求的不同,可分为特聘教授、顾问教授、兼聘 PI 等类别。原则上医院全部专业学科均可申请本项目的资助,但医院依托并鼓励重中之重学科、重点学科、新兴学科、交叉学科等领域积极申报。申报学科应满足以下条件。

(1)应掌握相关学科或专业领域的世界发展状况和趋势。

(2)应与拟聘请的专家或学者已有一定的合作关系或交流基础。

(3)应对拟聘请的专家或学者来华工作有明确的学术目标,并有详细的科研工作安排。

(4)学科、专业本身应具有较强的软、硬件优势,能够获取相关的配套经费支持。

三、培训与规划

(一)员工培训

为了鼓励员工保持或提高当前或未来的工作绩效,对与之相关的员工的知识、技能、行为、态度做出系统性的计划活动,称之为员工培训开发。

1999年底世界银行《21世纪中国教育战略目标》归纳了21世纪的基本特征——科技的迅速变化、经济开放与竞争以及以知识为基础的产业发展。在这样的时代背景下,人员开发培训在组织发展中无疑越来越有举足轻重的作用。

培训和开发虽然经常作为一个概念使用,但二者依然有着一些区别。培训更侧重于教授员工为了完成当前的工作而需要的知识技能,而开发着眼于更长远的目标,希望员工将来能胜任工作或能长期保持合格绩效。

1.培训计划的制订

培训工作的起点是培训需求分析,培训需求分析就是员工培训开发的主体部门,在组织内部各方配合的情况下,确定目标绩效与现有绩效水平之间的差距,收集和分析与之相关的信息,寻找产生这些差距的原因,从源头中找到那些能够通过培训开发解决的员工问题,为进一步开展培训活动提供依据。

在完成了所有需要的培训需求分析后,就能够制订培训计划了,而培训计划制订的第一步就是确定培训目标,培训目标是确定培训内容和评估培训效果的依据。培训计划是针对培训目标,对培训过程中所涉及的时间、地点、培训者、受培训者、培训内容、培训方式等进行预先的设想并按照一定的顺序排列后的设计方案。

2.培训指导与实施

在培训计划的制订与实施过程中,培训的深度与范围都是受到培训预算的约束的,在确定培训预算时,要考虑培训的实际需求和经费支持的可能性。

在大多数情况下，培训经费的使用都不采取绝对平均的分配方式，依据员工任务、工作的重要度与紧急度，或是员工自身素质等考量因素，组织一般将70%左右的培训经费用于30%的员工身上，更有甚者会将80%左右的培训经费用于20%的员工身上。事实上，很多组织的培训预算费用是偏向组织的高层和骨干的，因为这些核心人才更能影响组织的未来发展。为了保证培训效果，培训场所的选择需要满足一些基本的物质条件，首先是排除干扰，使受训者能集中精力完成培训；其次是场地设备的有效功能需要确保。

3.培训质量与效果评估

培训效果评估是培训工作的重要环节，对于培训项目的发起者、组织者、培训者、受训者都有实践意义，因此培训效果评估环节不该被忽略。

(二)职业生涯开发

1.职称晋升与聘任

职业生涯是个人生命周期中的与职业或工作有关的经历，是个体生命质量和价值的重要体现。医院应该根据国家人力资源和社会保障部及各省市相关文件精神，结合医院实际情况，制订职称聘任实施方案，帮助员工规划其职业生涯。

(1)总则：医院对卫生专业技术人员实行专业技术职称聘任制。根据《事业单位岗位设置管理实施办法》的要求，确立高、中、初级专业技术职务的岗位和结构比例，明确不同的岗位责任、权限、任职条件和任职期限。

聘任原则：①以人员编制、岗位职数为依据；②与日常表现与考核结果相结合，坚持标准，择优聘任，宁缺毋滥；③注重医、教、研综合能力和学历结构合理；④逐级聘任。

(2)组织机构及职责：①医院成立考核聘任领导小组，由医院党政领导组成，主要职责为审定岗位设置、聘任工作实施办法以及考核聘任情况；②考核聘任工作主要由院、科两级考核小组组成，高级专业技术岗位的聘任由院级考核小组负责；中级职称及以下人员由科室组织考核。护理中级职称及以下人员由护理部组织考核。

院级考核小组由医院党政领导、学术委员会委员、相关职能处室负责人组成，主要职责为：①负责全院高级岗位的考核评议；②审议各级人员岗位考核评分标准；③审议中级及以下人员的考核结果；④受理岗位考核聘任中出现的意见、争议等问题。

科级考核小组由各科室行政正、副主任、支部书记、分工会主席组成，可以有护士长及科室职工代表参加，主要职责为：①负责所在科室中级及以下人员的岗位考核评议工作;②将考核结果及拟聘任情况报院级考核小组审定。

(3)受聘人员的基本条件:①遵守医院规章制度;②具有良好的医德医风和行为规范;③具有履行岗位职责的业务技术水平和解决实际问题的能力;④受聘担任卫生专业技术职务,应具有相应的卫生专业技术职务任职资格。

(4)聘任的形式:分为新聘、续聘、高职低聘、低职高聘(内聘)、特聘等。①新聘:取得相应的任职资格而未经聘任者。②续聘:原已聘任在相应任职资格的岗位,经考核合格,继续聘任在该岗位者。③高职低聘:因科室岗位编制数所限而低聘的;经考核不能胜任原岗位职责而低聘的;因违反医院规章制度给医院造成一定损失而低聘的。④低职高聘(内聘):仅限在医疗一线岗位工作的卫生系列专业技术职称聘任中实施,必须是医疗、教学、科研及学科建设发展急需补充的专业技术人员。⑤特聘:因科室岗位编制数所限,但聘任考核为优秀者,由院部予以特聘。

(5)聘任程序。①信息公布:医院公布各部门的岗位、职数、岗位职责、聘任条件、聘任年限。②个人申报:应聘者根据自身的条件、任职资格,提出岗位申请,并填写岗位申请表,提供相关申报材料。③考核评议:职能处室汇总日常考核材料,由院、科级考核小组参照《岗位考核评分标准》,对被考核者的医、教、研、精神文明进行考核并综合评出 A、B、C、D 4 个档次,按科室派出同级人员名次顺序及是否聘任意见。④考核结果审议:院级考核小组负责审议各级人员考核结果,由考核聘任领导小组集体讨论确定拟聘人员。⑤聘前公示:对拟聘人员在院内进行聘前公示7 天。⑥签订岗位聘用合同书:由人力资源处统一与拟聘人员签订正式岗位聘用合同书。

(6)聘任管理。①聘任权限:正高级职称由院长聘任;副高级职称由院长与科行政主任共同聘任;中级职称及以下人员由行政科主任聘任;聘任后名单汇总人力资源处备案;院长对上述聘任有行政否决权。②聘任考核:聘任考核分为日常考核、年度考核和任期考核。年度考核为每年一次,任期考核一般为两年一次;考核结果分为优秀、合格、基本合格、不合格四个等次,考核结果录入专业技术人员考绩档案,作为晋升、续聘、低聘、解聘的重要依据;日常考核分为医疗质量、科研教育、医德医风、精神文明等,由所在科、部门和相关职能处室负责。③聘后待遇:受聘人员按所聘任职务,享受相应待遇;受聘人员“高职低聘”后,其岗位工资按实际聘任的岗位重新核定;因岗位职数所限而低聘的人员(据法定退休年龄不足 2 年),考核合格,原执行的工资标准不变;内聘人员待遇根据医院相关文件规定执行。

2.内部聘任

为加强医院人才队伍建设，充分调动专业技术人员的积极性和创造性，对于一些在医疗、教学、科研及学科建设发展急需补充的专业技术人员，由于年限等原因没有达到一定职称的聘任标准，但是确有真才实学、业绩突出，医院应该创造条件帮助他们提前聘请到相应的岗位，鼓励他们为医院发展作贡献。

(1)聘任标准:各医院可根据本院人才队伍实际情况和特点自行制订内部聘任标准，其中医教研工作业绩标准一般应该高于常规的聘任标准。

(2)申报及聘任程序。①个人申请:对照申报条件，填写个人报名表。②科室考核推荐:科室根据申报者工作实绩，提出考核推荐意见。③相关职能部门审核申报者资质、条件。④院学术委员会评议:申报者进行述职，院学术委员会成员以无记名投票方式表决。出席成员应不低于院学术委员会成员总数的 2/3，申报者获得实际到会人数 2/3 赞成票者为评议通过。⑤聘前公示:对拟聘人员名单在院内公示 5 个工作日。⑥医院发文正式聘任。

(3)聘期及待遇:聘期原则上一个聘期两年。内聘人员在聘期内，可对外使用内聘职称从事医疗、教学、科研及学科建设工作，同时应自觉履行岗位职责，接受岗位考核。聘期内按照内聘职称兑现工资，并可正常申报高一级职称。

3.聘后考核及分流

为了激励专业技术人员不断学习、提高业务能力，医院可以定期开展聘后考核工作，做到优胜劣汰，避免一聘定终身的现象。考核可以设定临床、科研、教学等多维度指标，根据最后考评分数确定 A、B、C、D 4 个档。前 3 个档人员可以在原岗位继续聘任，D 档人员可能难以胜任目前的岗位要求，根据其实际情况给予低聘或分流安置。

分流可以在医院内部科室间安排，也可以在集团医院之间流动。分流的目的不是弃之不顾，而是希望他客观看待自身能力，帮助他找到合适的岗位，做到人岗匹配。

(三)各类人才培养项目申报

为了加快人才培养，从国家到各省市及相关行政部门，都设立了多样的人才培养项目。人才培养项目获得的数量和等级体现了医院的综合竞争力。

除了国家、省市级项目，医院还可为业绩突出的工作人员设置“特殊贡献特殊津贴”项目，依据“多劳多得、优劳优得”的原则，评选指标包括医、教、研、社会影响等各方面，一年评选一次。由人力资源处会同医务、教学、科研等部门共同打分，结果提交学术委员会审议决定。

(四)干部管理

1.中层干部届满考核与换届工作方案

(1)指导思想:根据《党政领导干部选拔任用工作条例》等相关文件精神为依据,围绕医院转型发展、和谐发展的目标,深化干部人事制度改革,按照公开、公平、公正、择优和任人唯贤、德才兼备、群众公认、注重实绩的原则,通过民主测评、民主推荐、个人自荐、竞争上岗、组织考察和公示任命有机结合的程序,建立有效的干部管理、监督、竞聘、激励和保障机制,努力建设一支团结进取、求真务实、开拓创新、勤政廉洁的中层干部队伍,为医院建设和发展提供坚强的组织保证。

(2)基本原则:①坚持党管干部原则和民主集中制原则。认真贯彻干部队伍德才兼备的标准,严格执行《党政领导干部选拔任用工作条例》,增加工作的透明度,做到公开、公正、公平,把政治坚定、实绩突出、群众公认的干部选拔到中层干部队伍中来。②坚持中层干部全面换届与岗位交流相结合的原则。注重干部轮岗交流工作,尤其在职能部门之间进行适当轮岗交流,逐步形成干部多岗位锻炼的管理机制。③换届工作与业绩考核相结合的原则。在换届中,要注重干部的工作业绩。对工作实绩突出,群众满意度高的干部作为提拔、任用的重要依据;对工作实绩不突出、群众评价不高者,不仅不能提拔任用,且应进行诫勉谈话,查找问题,限期整改;经核实确实存在问题的,经院党政联席会研究确认,根据实际情况降职使用或免除现任职务;在考核换届过程中发现有违法违纪问题的,交由纪检监察部门查处。

(3)有关规定:①换届涉及的中层干部是医院各职能部门、临床医技部门正副职干部。医院各党支部书记、工会和共青团等部门的负责人任期届满后,按照各自的章程进行换届选举,不列入考核竞聘范围。②在同一岗位任满 2 届的职能部门的中层干部可考虑轮岗交流。③中层干部每届任期为 2～3 年。④换届调整范围内的中层干部进行统一述职考核,述职考核成绩为优秀或称职的,且本人符合继续任职条件并有继续任现职意愿的,予以续聘;述职考核为基本称职或不称职者,将通过公开选拔产生新的继任者;机构或干部职数有调整的岗位均采用公开选拔,竞聘上岗方式产生。⑤在讨论干部任免、调动或在考察干部工作中涉及本人及其亲属的,本人必须回避。

(4)职位和职数:坚持科学合理、精简高效的原则,严格控制机构和职数。①根据形势发展要求和医院实际,医院内设临床医技科室、职能部门、教研室、党支部、工青妇群团组织五类机构;②结合各部门工作职责、科室规模等因素,科学、合理设置职能部门、临床医技科室干部职数。

(5)干部选拔条件。

基本条件:①具有履行职责所应具备的政策和理论水平,认真贯彻执行党的路线、方针,在政治上、思想上、行动上与党中央保持一致;②坚持和维护党的民主集中制,有民主作风和全局观念,服从医院党政统一领导,善于集中正确意见,善于团结同志;③坚持解放思想、实事求是、开拓创新,认真调查研究,讲实话、办实事、求实效;④有事业心和责任感,具有胜任岗位工作的组织管理能力、文化水平和专业知识,有较强的沟通和协调能力;⑤清正廉洁、遵纪守法、作风正派,自觉接受群众的批评和监督;⑥身体健康,精力充沛。临床专业人员从事行政管理工作,必须保证80%以上的工作时间从事管理工作。

资格要求:①新提拔的职能部门中层干部应具有一定学历(学位)要求、职称要求和年龄要求;②临床医技科室中层干部应具有本科及以上学历、相应职称。新提拔的临床医技科室中层干部原则上应具有更高的学历(学位)要求、职称要求,二级以上医院正职原则上应具有正高级职称;③职能部门正职干部应具有副职岗位工作经历,副职干部应具有一定的工作经历;④岗位需要,且工作业绩特别突出者,可根据实际情况,酌情放宽有关资质要求;⑤年龄要求能任满一届(2年)。

(6)工作程序和步骤:成立中层干部届满考核与换届工作领导小组及工作小组,负责制订实施方案并组织实施。通过公告栏、院周会等途径公布工作启动的通知,并就此次调整的工作程序和时间节点进行说明。

届满考核和换届工作共分两个阶段进行。第一阶段是述职考核阶段;第二阶段是选拔竞聘阶段。

(7)工作要求:①中层干部届满考核与换届工作是一件重要而严肃的工作,各部门要树立大局意识和全局观念,严格遵守组织纪律、严禁违规用人,确保换届工作风清气正。②中层干部换届调整工作,必须在核定的中层干部岗位数量内进行。对无人报名或虽有人报名但无合适人选的岗位,可根据工作需要进行统筹调配,无合适人选的岗位可暂时空缺。③凡在外出差、学习或因其他原因不在院内的人员,由其所在科室负责将换届工作的精神及时传达到本人。④在竞聘工作进行期间,所有干部必须坚守岗位、履行职责。竞聘上岗的新任干部和交流(或离任)的干部,应在聘任文件发布后一周内完成交接工作。⑤按照上级规定,重要部门的中层干部离岗实行经济审计,由监察审计部门根据有关规定负责组织实施。⑥医院实行中层干部任期目标管理。受聘的中层干部须在任职决定

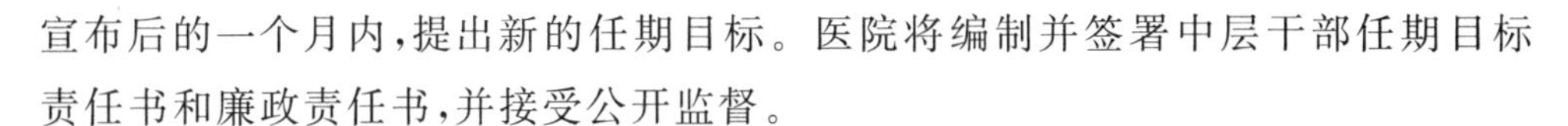

宣布后的一个月内，提出新的任期目标。医院将编制并签署中层干部任期目标责任书和廉政责任书，并接受公开监督。

2.医院中层干部年度绩效考核

为进一步加强干部队伍建设，激发中层干部的积极性、主动性和创造性，提高执行力，提升医院管理水平，对中层干部实行年度绩效考核。

四、薪酬福利管理

（一）薪酬管理

1.薪酬体系

事业单位的工资制度，根据事业单位特点和经费来源的不同，对全额拨款、差额拨款、自收自支三种不同类型的事业单位实行不同的管理办法。

(1)事业单位实行分类管理：对全额拨款单位，执行国家统一的工资制度和工资标准。在工资构成中，固定部分为70%、浮动部分为30%。对差额拨款单位，按照国家制订的工资制度和工资标准执行。在工资构成中，固定部分为百分之六十、浮动部分为40%。对自收自支单位，有条件的可实行企业化管理或企业工资制度，做到自主经营、自负盈亏。

(2)工资制度的分类和工资构成：依据事业单位工作人员分类，分别实行不同的工资制度。①医院事业单位专业技术人员实行职务等级工资制的居多。专业技术职务等级工资制在工资构成上，主要分为专业技术职务工资和津贴两部分。②事业单位管理人员实行职员职务等级工资制。职员职务等级工资制在工资构成上，主要分为职员职务工资和岗位目标管理津贴两部分。③事业单位技术工人实行技术等级工资制，在工资构成上，主要分为技术等级工资和岗位津贴两部分。④事业单位普通工人实行等级工资制，在工资构成上，主要分为等级工资和津贴两部分。

(3)工资制度的内容：专业技术人员的专业技术职务工资是工资构成中的固定部分，也是体现按劳分配的主要内容。专业技术职务工资标准，是按照专业技术职务序列设置的，每一职务分别设立若干工资档次。津贴是工资构成中活的部分，与专业技术人员的实际工作数量和质量挂钩，多劳多得。

职员职务工资主要体现管理人员的工作能力高低和所负责任大小，是工资构成中的固定部分。职员职务工资标准，是按照职员职务序列设置的。一至六级职员职务，分别设立若干工资档次。岗位目标管理津贴，主要体现管理人员的工作责任大小和岗位目标任务完成情况，是工资构成中浮动的部分。

技术工人的技术等级工资是工资构成中的固定部分，主要体现技术工人的技术水平高低和工作能力的大小。技术等级工资标准是按照高级工、中级工、低级工三个技术等级设置的，每个技术等级分别设立若干工资档次。高级技师、技师，按照现行技术职务分别设立若干工资档次。岗位津贴主要体现技术工人实际工作量的大小和岗位的差别，是工资构成中浮动的部分。

普通工人的等级工资是工资构成中的固定部分。津贴是工资构成中获得部分，主要体现普通工人师级工作量的大小和工作表现的差异。

(4)岗位工资的实施：国家制订事业单位岗位设置管理规定，对岗位总量、结构比例和最高岗位等级设置进行管理。

(5)薪级工资的实施：工作人员按照本人套改年限、任职年限和所聘岗位，结合工作表现，套改相应的薪级工资。套改年限是指工作年限与不计算工龄的在校学习时间合并计算的年限。不计算工龄的在校学习时间是指在国家承认学历的全日制大专以上院校未计算为工龄的学习时间。在校学习的时间以国家规定的学制为依据，如短于国家学制规定，按实际学习年限计算；如长于国家学制规定，按国家规定学制计算。任职年限是指从聘用到现岗位当年起计算的年限。

工作人员按现聘岗位套改的薪级工资，如低于按本人低一级岗位套改的薪级工资，可按低一级岗位进行套改，并将现聘岗位的任职年限与低一级岗位的任职年限合并计算。

工作人员高等级的岗位聘用到较低等级的岗位，这次套改可将原聘岗位与现聘岗位的任职年限合并计算。

工作人员按套改办法确定的薪级工资，低于相同学历新参加工作人员转正定级薪级工资的，执行相同学历新参加工作人员转正定级的薪级工资标准。

(6)绩效工资的实施：国家对事业单位绩效工资分配实行总量调控和政策指导。各地区、各部门根据国家有关政策和规定，结合本地区、本部门实际，制订绩效工资分配的实施办法。事业单位在上级主管部门核定的绩效工资总量内，按照规范的分配程序和要求，采取灵活多样的分配形式和办法，自主决定本单位绩效工资的分配。绩效工资分配应以工作人员的实绩和贡献为依据，合理拉开差距。

(7)津贴补贴的实施：规范特殊岗位津贴补贴管理。对在事业单位苦、脏、累、险及其他特殊岗位工作的人员，实行特殊岗位津贴补贴。国家统一制订特殊岗位津贴补贴政策和规范管理办法，规定特殊岗位津贴补贴的项目、标准和实施范围，明确调整和新建特殊岗位津贴补贴的条件，建立动态管理机制。除国务院

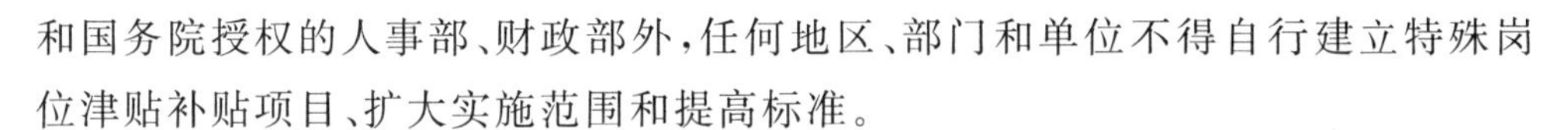

和国务院授权的人事部、财政部外，任何地区、部门和单位不得自行建立特殊岗位津贴补贴项目、扩大实施范围和提高标准。

2.特殊人员的薪酬策略

(1)中国科学院院士、中国工程院院士以及为国家做出重大贡献的一流人才，经批准，执行专业技术一级岗位工资标准。

(2)对有突出贡献的专家、学者和技术人员，继续实行政府特殊津贴。

(3)对承担国家重大科研项目和工程建设项目等为我国经济建设和社会发展做出重要贡献的优秀人才，给予不同程度的一次性奖励。具体办法另行制订。

(4)对基础研究、战略高技术研究和重要公益领域的事业单位高层次人才，逐步建立特殊津贴制度。对重要人才建立国家投保制度。具体办法另行制订。

(5)对部分紧缺或者急需引进的高层人才，经批准可实行协议工资、项目工资等灵活多样的分配办法。具体办法另行制订。

(二)福利管理

1.福利体系

(1)员工福利的内涵：员工福利主要是指组织为员工提供的除金钱以外的一切物质待遇。员工福利本质上是一种补充性报酬，一般不以货币形式直接支付，而经常以实物或服务的形式兑现，如带薪休假、子女教育津贴等。员工福利和员工的工资、奖金不同，它与员工的绩效无关，它是基于员工的组织身份而决定的。

(2)员工福利的重要性。近年来，员工福利在人力资源管理中的地位日益重要，主要表现在以下5个方面：①可以为员工提供安全保障；②可以招募和吸引优秀的人才；③有利于降低员工流动率；④有利于提高员工的绩效；⑤有利于节约成本。在劳动力价格不断上涨的今天，充分利用员工福利，既可以使员工获得更多的实惠，也可以使企业在员工身上的投入获得更多的回报。

2.具体内容

(1)员工福利的种类：福利作为培育员工对企业归属感和忠诚度的独特手段，历来为企业家和管理者所重视。在我国福利与工资分配所依据的原则是不同的。工资分配依据的是“按劳分配”的原则，其水平是根据员工劳动的数量和质量来确定的；而福利则是根据整个社会的生活和消费水平、企业的实际支付能力，有条件、有限度地满足员工的物质文化需要，并利用各种休假和休养制度来保证员工的身心健康。

(2)员工福利种类概述：①福利设施；②补贴福利；③教育培训福利；④健康福利；⑤假日福利；⑥社会保险。

五、劳动关系管理

（一）医院用工中可能涉及的相关法律规定及操作规范

1.双方协商一致解除合同

《劳动合同法》第三十六条规定，用人单位与劳动者协商一致，可以解除劳动合同。如果甲乙双方不愿意继续保持劳动关系，共同提出解除劳动关系，或一方不愿意保持这种关系，另一方同意，双方协商一致，则可以解除劳动关系。

2.员工单方面解除劳动合同

《劳动合同法》第三十七条规定，劳动者提前三十天以书面形式通知用人单位，可以解除劳动合同。劳动者在试用期内提前三天通知用人单位，可以解除劳动合同。

《劳动合同法》第三十八条规定，用人单位有下列情形之一的，劳动者可以解除劳动合同：①未按照劳动合同约定提供劳动保护或者劳动条件的；②未及时足额支付劳动报酬的；③未依法为劳动者缴纳社会保险费的；④用人单位的规章制度违反法律、法规的规定，损害劳动者权益的；⑤因本法第二十六条第一款规定的情形致使劳动合同无效的；⑥法律、行政法规规定劳动者可以解除劳动合同的其他情形。用人单位以暴力、威胁或者非法限制人身自由的手段强迫劳动者劳动的，或者用人单位违章指挥、强令冒险作业危及劳动者人身安全的，劳动者可以立即解除劳动合同，不需事先告知用人单位。

3.用人单位单方面解除合同

《劳动合同法》第三十九条规定，劳动者有下列情形之一的，用人单位可以解除劳动合同：①在试用期间被证明不符合录用条件的；②严重违反用人单位的规章制度的；③严重失职，营私舞弊，给用人单位造成重大损害的；④劳动者同时与其他用人单位建立劳动关系，对完成本单位的工作任务造成严重影响，或者经用人单位提出，拒不改正的；⑤因本法第二十六条第一款第一项规定的情形致使劳动合同无效的；⑥被依法追究刑事责任的。

《劳动合同法》第四十条规定，有下列情形之一的，用人单位提前三十天以书面形式通知劳动者本人或者额外支付劳动者一个月工资后，可以解除劳动合同：①劳动者患病或者非因工负伤，在规定的医疗期满后不能从事原工作，也不能从事由用人单位另行安排的工作的；②劳动者不能胜任工作，经过培训或者调整工作岗位，仍不能胜任工作的；③劳动合同订立时所依据的客观情况发生重大变化，致使劳动合同无法履行，经用人单位与劳动者协商，未能就变更劳动合同内容达成协议的。

《劳动合同法》第四十六条规定，有下列情形之一的，用人单位应当向劳动者支付经济补偿：①劳动者依照本法第三十八条规定解除劳动合同的；②用人单位依照本法第三十六条规定向劳动者提出解除劳动合同并与劳动者协商一致解除劳动合同的；③用人单位依照本法第四十条规定解除劳动合同的；④用人单位依照本法第四十一条第一款规定解除劳动合同的；⑤除用人单位维持或者提高劳动合同约定条件续订劳动合同，劳动者不同意续订的情形外，依照本法第四十四条第一项规定终止固定期限劳动合同的；⑥依照本法第四十四条第四项、第五项规定终止劳动合同的；⑦法律、行政法规规定的其他情形。《劳动合同法》第四十七条规定：经济补偿根据劳动者在本单位工作的年限，按每满一年支付一个月工资的标准向劳动者支付。六个月以上不满一年的，按一年计算；不满六个月的，向劳动者支付半个月工资的经济补偿。劳动者月工资高于用人单位所在直辖市、设区的市级人民政府公布的本地区上年度职工月平均工资三倍的，向其支付经济补偿的标准按职工月平均工资三倍的数额支付，向其支付经济补偿的年限最高不超过十二年。本条所称月工资是指劳动者在劳动合同解除或者终止前十二个月的平均工资。

4.用人单位不得解除合同的情形

《劳动合同法》第四十二条规定，劳动者有下列情形之一的，用人单位不得依照本法第四十条、第四十一条的规定解除劳动合同：①从事接触职业病危害作业的劳动者未进行离岗前职业健康检查，或者疑似职业病患者在诊断或者医学观察期间的；②在本单位患职业病或者因工负伤并被确认丧失或者部分丧失劳动能力的；③患病或者非因工负伤，在规定的医疗期内的；④女职工在孕期、产期、哺乳期的；⑤在本单位连续工作满十五年，且距法定退休年龄不足五年的；⑥法律、行政法规规定的其他情形。

5.劳动合同的终止

劳动合同终止是指劳动合同期限届满或双方当事人主体资格消失，合同规定的权利义务即行消灭的制度。《劳动合同法》第四十四条规定，有下列情形之一的，劳动合同终止：①劳动合同期满的；②劳动者开始依法享受基本养老保险待遇的；③劳动者死亡，或者被人民法院宣告死亡或者宣告失踪的；④用人单位被依法宣告破产的；⑤用人单位被吊销营业执照、责令关闭、撤销或者用人单位决定提前解散的；⑥法律、行政法规规定的其他情形。

(二)各类人员的劳动关系处理

1.在编人员

聘用人员和医院签订事业单位聘用合同,由医院直接管理,属于事业编制人员。

2.非在编人员

聘用人员和人才派遣公司签订劳动合同,由派遣公司和医院共同管理。事业单位人员适用《事业单位人事管理条例》,如果该条例未涉及的,则适用《劳动合同法》或其他相关法律。

(三)档案管理

1.人事档案

(1)人事档案管理部门的职责:①保管干部人事档案,为国家积累档案史料;②收集、鉴别和整理干部人事档案材料;③办理干部人事档案的查阅、借阅和传递;④登记干部职务、工资的变动情况;⑤为有关部门提供干部人事档案信息资料;⑥做好干部人事档案的安全、保密、保护性工作;⑦调查研究干部人事档案工作情况,制订规章制度,搞好干部人事档案的业务建设和业务指导;⑧推广、应用干部人事档案现代化管理技术;⑨办理其他有关事项。

(2)人事档案管理制度:分为人事档案安全保密制度,人事档案查(借)阅制度,人事档案收集制度,人事档案鉴别、归档制度,人事档案检查、核对制度,人事档案转递登记制度和人事档案计算机管理制度。

人事档案安全保密制度:①严格按照《中华人民共和国档案法》《中华人民共和国保守秘密法》,做好干部人事档案的安全保密工作;②干部人事档案管理部门,应设立专用档案库房(室),配置铁质档案柜,妥善保管干部人事档案;③干部人事档案库房(室)必须备有防火、防潮、防蛀、防盗、防光、防高温等设施,安全措施应经常检查,保持库房的清洁和适宜的温、湿度;④干部人事档案库房(室)和档案柜,应明确专人管理,管理人员工作变动时,必须办理好交接手续;⑤非管理及无关人员一律不得进入档案库房(室);⑥不得向无关人员谈论泄露有关干部人事档案的内容;⑦严禁任何人携带干部人事档案材料进入公共场所和娱乐场所;⑧在工作中形成的各种草稿、废纸等,不得乱扔、乱抛,一律按保密纸处理或销毁。

人事档案查(借)阅制度:①查阅单位应填写查阅干部档案审批表或查阅干部档案介绍信,按照规定办理审批手续,不得凭借“调查证明材料介绍信和其他联系工作介绍信查阅干部人事档案,阅档人员必须是共产党员干部。②阅档人员不得查阅或借阅本人及亲属的档案。③凡批准查阅干部档案部分内容的，不得翻阅全部档案，阅后要经档案管理人员检查，当面归还。④查（借）干部档案，必须严格遵守保密制度，不得泄密或擅自向外公布档案内容，严禁涂改、圈划、折叠、抽取和撤换档案材料；阅档时禁止吸烟和在材料上放置易污损档案的物品。⑤阅档人员经批准摘抄、复制干部档案内容，摘录的材料要细致核对，调查取证的材料，由档案管理人员审核后盖章；经档案主管部门签署盖公章后，方可使用。⑥干部人事档案一般不借出，因特殊需要（干部死亡、办理退休允许借一次），须按查（借）借用的干部档案要妥善保管，严格保密，不得转借；未经档案主管部门同意批准，不得以任何手段复制档案内容；档案借出时间不得超过两周，逾期使用者，应及时办理归还或续借手续。⑦查（借）阅干部档案必须认真填写查（借）阅档案登记簿。

人事档案收集制度：①严格按照中组部《干部人事档案材料收集归档规定》（组通字〈1996〉14 号），收集干部任免、考察考核、晋升、培训、奖惩、工资、入党等新形成的材料归档，充实档案内容。②各组织人事、纪检监察、教育培训、审计、统战等部门，应建立送交干部人事档案材料归档的工作制度，保持收集材料的渠道畅通；在形成材料后的一个月内，按要求将材料送交主管干部人事档案部门归档。③干部人事档案管理部门，应掌握形成干部人事档案材料的信息，建立联系、送交、催要、登记制度，及时向有关部门收集形成的干部人事档案材料。④收集的干部人事档案材料必须是组织上形成的，或者是组织上审定认可的材料，未经组织同意，个人提供的材料不得收集。任何组织与个人，不得以任何理由积压、滞留应归档的材料。⑤干部人事档案管理部门，发现有关部门送交归档的材料不符合要求时，应及时通知形成材料的部门补送或补办手续。形成干部人事档案材料的部门，有责任按规定认真办理。⑥凡新参加工作、新调入单位的干部、地方新安置的部队转业干部，都应填写“干部履历表”审核后归入人事档案。

人事档案鉴别、归档制度：①归档的材料必须根据中组部的有关规定进行认真鉴别，不属归档的材料不得擅自归档；材料必须是正式材料，应完整、齐全、真实、文字清楚、对象明确，有承办单位或个人署名，有形成材料的日期。②归档的材料，凡规定由组织审查盖章的，须有组织盖章，规定要同本人见面的材料（如审查结论、复查结论、处分决定或意见、组织鉴定等），一般应有本人的签字。特殊情况下，本人见面后未签字的，可由组织注明。③干部人事档案材料应是 A4（21 cm×29.7 cm）规格的办公用纸，材料左边应留出 2.5 cm 装订边。文字须是铅印、胶印、油印或用蓝黑墨水、黑色墨水、墨汁书写。不得使用圆珠笔、铅笔、红色墨水及纯蓝墨水和复印纸书写。除电传材料需复印存档外，一般不得用复印件代替原件存档。④对归档材料应逐份地登记，并于一个月内归入本人档案袋（盒）内，每年装订入卷一次。

人事档案检查、核对制度：①档案存放要编排有序，便于查找，一般每半年或一年将库房内干部人事档案与干部人事档案名册核对一次，发现问题，及时解决；②凡提供利用的干部人事档案，在收回时，要严格检查，经核对无误后，方可入库；③凡人员调动、职务变更，应及时登记；④每年末，对库房内档案进行统计，确保档案的完整与有序；⑤输入计算机的干部人事信息须与干部人事档案核对无误后方可使用。

人事档案转递登记制度：①凡干部任免或接到“催调干部人事档案材料通知单”后，应按规定办理登记手续，将干部人事档案正本（或副本）及时送交干部人事档案的主管（或协管）部门，并做好登记。②转出的档案必须完整齐全，并按规定经过认真的整理装订，不得扣留材料或分批转出。应检查核对材料与目录，防止张冠李戴或缺少材料。送交的档案必须按规定经过整理，对不合格的，可退回原单位重新整理，限期报送。③干部人事档案管理部门在收到档案材料后要逐一登记，并及时办理接收手续。④对送交的档案材料，要按中组部《干部人事档案材料收集归档规定》要求，认真鉴别，严格审查，防止不符合归档要求的材料进入档案。转递档案必须填写“干部人事档案转递通知单”。⑤干部人事档案应通过机要交通转递或派专人送取，不准邮寄或交干部本人自带。⑥接受单位收到档案后，应认真核对，并在“干部人事档案转递通知单”的回执上签名盖章，立即退回。逾期一个月未退回，转出单位要查询，以防丢失。⑦干部人事档案应随着干部的工作调动或职务的变动及时转递，避免人档分离；⑧凡是转出的干部人事档案或材料均应严密包封，并加盖公章。

人事档案计算机管理制度：①爱护机器设备，熟悉机器性能，按程序规范操作；②充分发挥干部人事档案管理信息系统的功能，建立完整的档案信息数据库，利用该系统完成档案查借阅、转递、目录及零散材料的管理；③以干部人事档案和干部人事工作中形成的正式文件为依据采集信息并及时维护，确保信息内容的准确、完整和及时更新；④对新维护的档案管理信息要及时备份，并登记备份的时间和主要内容；⑤不得随意使用外来磁盘，确需要使用时要进行病毒检查，防止机器故障造成信息的损坏或丢失；⑥未经批准不得提供、复制干部信息，无关人员不得查看干部信息,贮有保密信息的载体严禁外传,软件应由专人保管;⑦利用干部档案信息对干部队伍进行综合分析,为领导决策提供服务。

2.业务技术档案

对具有技术职称者,建立业务技术档案,收集和存储以下材料:个人业务技术自传,包括学历、资历、工作表现、奖惩情况等;个人论著,包括学术论文、资料综述、书刊编译、专著、论著等,并分别记载学术水平评价和获奖级别;创造发明,包括重大技术革新、有价值的合理化建议、科研成果等;定期或不定期的技术能力和理论知识水平的评定;考试成绩,包括脱产或不脱产参加学习班、进修班的考试成绩、鉴定等。

(四)员工奖惩

奖励和惩罚是员工纪律管理不可缺少的方法。奖励属于积极性的激励诱因,是对员工某项工作成果的肯定,旨在利用员工的荣誉感发挥其负责尽职的潜能;惩罚则是消极的诱因,是利用人的畏惧感促使其不敢实施违规行为。充分调动管理者和广大员工的工作积极性是现代组织管理的一项重要任务。激励是持续激发动机的心理过程,是推动人持续努力朝着一定方向和水平从事某种活动的过程。激励的水平越高,管理对象完成目标的努力程度就越高。依据坎贝尔和邓内特的观点,将激励理论划分为两大类:内容型激励理论和过程型激励理论。

内容型激励理论包括马斯洛的需要层次理论,即人有五种不同层次的基本需要——生理需要、安全需要、社交需要、尊重需要和自我实现需要;麦克利兰的成就需要理论——人在生理需要得到满足后只有三种需要:权力需要、归属需要、成就需要;赫茨伯格的双因素理论——工作中存在两种因素,保健因素和激励因素,保健因素对人没有激励作用,但是能够维持员工积极性,当保健因素得不到满足时,员工感到不满意,保健因素得到满足时,员工没有不满意,当激励因素没有保证时,员工不会感到满意,而当激励因素被满足时,就会使员工感到满意并受到激励。

过程型激励理论中则有弗隆的期望理论,激励力量=效价×期望值,其中激励力量是指调动个体积极性的强度,效价指所要达到的目标对于满足个人需要来说具有的价值和重要性,而期望是指主观上对于努力能够使任务完成的可能性的预期,二者任何一项接近于零时,激励力量都会急剧下降;亚当斯的公平理论则是“个人对自身报酬的感觉、个人对自身投入的感觉、个人对他人报酬的感觉、个人对他人投入的”,使我们看到了公平与报酬之间的独特性与复杂性。医院每年可进行优秀员工、优秀党员、优秀带教老师、优秀科研工作者等多项先进评选，以表彰先进、激励更广大职工共同努力，为医院发展作贡献。

在激励的同时，医院也应该有严格的规章制度约束员工，对于不合格的人员要及时清退，比如：连续两次执业资格考试不合格人员，医院有权解除合同，以此保障员工队伍的质量。

第三章

医院病案管理

第一节 病案质量管理

一、病案质量管理概述

病案质量管理是指导和控制与病案质量有关的活动。根据质量管理理论，病案质量管理也存在确定病案质量方针与质量目标，提出各类相关人员对病案质量的职责，开展病案质量策划与质量控制，制定质量保证和持续病案质量改进方案等环节。

病案质量方针应当根据不同的医院实际情况，由病案委员会提出，经医院领导认可。病案的质量方针可以是长期的，也可以是阶段性的。当医院认为自身存在病案书写格式问题时，可能会提出“消灭丙级病案”的质量方针。当病案在医疗、科研、教学的支持方面出问题时，可能会强调“注重病案内涵”的质量方针，而当各方面都达到一定水平时，可能会提出“争取国内一流病案质量”的质量方针。不同的质量方针将是病案质量方向或定位，也为医院病案质量目标提供框架，即病案质量目标可以根据这个框架来设立。病案质量方针也将作为病历书写者的行为准则。

病案质量方针和质量目标不仅应与医院对病案质量发展方向相一致，而且应能体现患者及其他病案用户的需求和期望。质量方针的制订可以依据某原则，但目标必须具体，可测量的、可分层的、可实现的。假设某医院提出病案合格率、良好率和优秀率的质量目标时，应根据医院的实际情况，分析存在不合格病案的发生率，发生科室，发生原因，继而引导出质量目标。如手术科室由于工作压力大，医疗风险大，医疗纠纷多，因此质量目标定位上，在某一个阶段中可能会低于其他非手术科室。质量目标的制定通常要高于日常的水准，这样才会有努力的方向。在制订质量目标时，一定要注意一些不切合实际的情况。例如，不能将病案定位于“法律文书”。如果是法律文书，就需要极为严谨的逻辑描述，滴水不漏。而实际上，病历记录是医师思维过程的提炼、简化、真实地反映。不同的医师对疾病的认识不同，因此也可以有不同的诊疗意见。这也是医疗行业高风险所在，是客观的。

医疗是群体性参与，病案质量也是群体的综合质量反映。对于不同人员应有不同的职责。医院领导，医院病案委员负有制定方针、目标的责任，医师、护士、医技人员负有写好病历的责任。凡参与病历书写的人员都应当遵循《病历书写基本规范》（下简称规范）的要求，注意完成记录的时限要求，保证书写的整洁性，可辨识性，真实性及合法性。所谓合法性是指记录人的合法性及记录内容修改要按《规范》要求。

涉及住院病历书写质量的主要人员职责如下。

（一）正（副）主任医师

关注住院医师、实习医师的培养，参加查房，同时也对病案书写质量进行评估、监控。

（二）主治医师

主治医师负责病房的日常管理工作，组织会诊、查房及住院病历的质量，重点如下。

（1）病案的完全性检查：保证每一项记录内容都收集到，包括病案首页、入院记录、病程记录、手术记录、出院记录、各类检查化验报告等。

（2）合法性检查：确保各项记录的医师签字，特别是知情同意书的签字。

（3）内涵性检查：保证病案记录不是流水账，能够反映医师对疾病的观察与诊疗过程，反映临床思维过程，反映各级医师查房的意见。

（4）完成出院病案最后的审查及签名。

（三）住院医师

负责病历的日常记录，包括上级医师的查房记录、会诊申请及各项医嘱记录等。同时负责各种化验、检查报告的回收与粘贴。

（四）护士

负责危重患者的护理病历记录、日常医嘱执行记录、体温（血压、脉搏、呼吸）记录等。当医师完成所有记录之后，应交由护士管理，最终转交病案人员。

病案质量控制的目标就是确保病案的书写内容质量及格式能够满足医疗、科研、教学、医疗付费、医院管理及法律、法规等各方面所提出的质量要求，符合病历书写基本规范，是对其适用性、可靠性、安全性、逻辑性、合法性等内容的监控。质量控制的范围涉及病案形成全过程的各个环节，如医疗表格设计过程、病案内容采集过程、病案书写过程等。

二、病案质量管理的任务

病案质量管理是医院质量管理的重要内容，其主要任务是制定管理目标、建立质量标准、完善各项规章制度、进行全员病案质量教育、建立指标体系和评估系统，并且定期评价工作结果，总结、反馈。病案质量管理任务的实施对于促进医院的医疗水平和服务水平有着重要的意义。

（一）制定病案质量目标和质量标准

根据病案工作的性质和规律，制定病案质量管理总体目标，结合每个岗位和每个工作环节制定岗位目标。加强质量意识，充分调动各级医护人员的积极性，有的放矢的为预期达到的理想和方向努力。在此基础上，建立健全病案质量管理体系和安全有效的医疗管理机制，以保障质量目标的实现。推进病案工作向规范化、制度化发展，以保证和巩固基础医疗和护理质量，保证医疗服务的安全性和有效性。

（二）进行全员病案质量教育

为了提高医护人员的质量意识，有组织、有计划、有系统的对参与病案质量的医疗、护理、技术人员进行质量管理相关理论和专业知识的教育和培训。加强医护人员参与质量管理的积极性、主动性和创造性，明确每个工作人员对病案质量所负的责任和义务。注重病案形成全过程的各环节质量，自觉地遵守职业道德，各尽其责，使病案整体质量不断提高。

（三）完善各项规章制度

完善的管理制度是确保病案质量控制工作持续、规律开展的根本。因此，要根据医疗、科研、教学需要，要以国家卫生法律、法规为依据，结合病案工作的实际，制定和完善一系列病案管理制度和各级人员岗位责任制。按病案的流程，把各项工作规范到位；按规章制度，把质量管理落实到位。使各级医护人员责、权、利明确，各项工作更加科学、规范。

（四）建立指标体系和评估系统

病案质量监控主要是建立指标体系和评估系统，通过评估，检查是否达到设

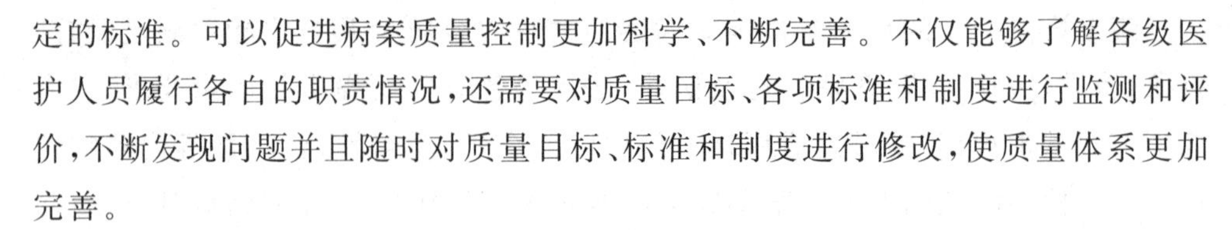

定的标准。可以促进病案质量控制更加科学、不断完善。不仅能够了解各级医护人员履行各自的职责情况,还需要对质量目标、各项标准和制度进行监测和评价,不断发现问题并且随时对质量目标、标准和制度进行修改,使质量体系更加完善。

(五)定期总结、反馈

根据不同时期,对质量实施过程中的成绩和问题进行总结、反馈,定期评价工作结果。通过对比分析,找出差距,嘉奖鼓励先进,对存在的问题进行客观分析,总结提高。有利于不断确立新的目标,促进病案质量管理良性循环,保证病案质量控制的效果。

三、病案质量管理的内容

病历书写质量反映着医院的医疗质量与管理质量,是医院重点管理工作。病历书写质量监控是全过程的即时监控与管理,以便及时纠正在诊疗过程中影响患者安全和医疗质量的因素,促进医疗持续改进,为公众提供安全可靠的医疗服务。

(一)病案书写质量管理的目的

1.医疗安全目的

以患者安全为出发点,对诊疗过程中涉及落实医疗安全核心制度的内容进行重点监控,包括首诊负责制度、三级医师查房制度、分级护理制度、疑难病例讨论制度、会诊制度、危重患者抢救制度、术前讨论制度、死亡病例讨论制度、查对制度、病案书写基本规范与管理制度、交接班制度、技术准入制度等,是医疗质量管理的关键环节,在病历中能够真实体现实施过程。

2.法律证据目的

以法律、法规为原则,依法规范医护人员的诊疗行为。如医师行医资质;新技术准入制度;各种特殊检查、治疗、手术知情同意书签署情况及其他需与患者或家属沟通履行告知义务的文件;输血及血制品使用的指征;植入人工器官的管理;毒、麻、精神等药品使用及管理制度等。可以通过病历记录,对以上法规的执行情况进行监控和管理。

3.医学伦理学目的

重视在病历书写中贯穿的医学伦理特点,科学、严谨、规范的书写各项记录有利于规范医疗行为,保护患者安全。医疗中的许多判定往往是医疗技术判断和伦理判断的结合。从具体的病历书写中可以体现医师伦理道德。如在病史采集过程中，临床医师全面和真实地收集与疾病相关的资料，了解病史及疾病演变过程并详细记载；从病情分析记录中反映了医师周密的逻辑思维，体现医疗过程的严谨和规范；治疗中坚持整体优化的原则，选择疗效最优、康复最快、痛苦最小、风险最小、损伤最小、最经济方便的医疗方案；以及知情同意书中对患者的权利尊重等。都是医学伦理的具体实践，也是医学伦理对临床医师的基本要求。是病历质量监控不可忽视的内容。

4.医师培养目的

培养医师临床思维方法。病历真实地记录了医师的临床思维过程。通过病历书写对疾病现象进行综合分析、判断推理，由此认识疾病，判断鉴别，作出决策。如在书写现病史的过程中培养了整理归纳能力和综合分析能力；诊断和鉴别诊断的书写过程，能够培养医师逻辑思维方法，以及对疾病规律的认识，将有助于更客观、更科学的临床决策，提高医疗水平。

(二)病历书写质量管理的内容

病历书写质量管理的范围包括急诊留观病历、门诊病历和住院病历的书写质量。应按照卫生健康委员会(卫医政发[2010]11号，2010年1月22日)《病历书写基本规范》对病历书写的客观、真实、准确、及时、完整、规范等方面进行监控。

1.病历组成

住院病历的重点监控内容包括病案首页、入院记录、病程记录、各项特殊检查及特殊治疗的知情同意书、医嘱单、各种检查报告单和出院(死亡)记录等。

(1)住院病案首页：住院病案首页在患者出院前完成，书写质量要求各项内容填写准确、完整、规范，不得有空项或填写不全。病案首页填写各项与病历内容相符合。重点是出院诊断中主要诊断选择的正确性和其他诊断的完整性。

(2)入院记录：入院记录应当于患者入院后24小时内完成。质量监控内容包括：①主诉所述症状(或体征)重点突出、简明扼要。具体部位及时间要准确，能反映出疾病的本质。当有多个症状时，要选择与本次疾病联系最密切的主要症状。②现病史内容要求全面、完整、系统。要科学、客观、准确地采集病史；能够反映本次疾病发生、演变、诊疗过程；重点突出，思路清晰。考察书写病历的医师对病史的了解程度和对该疾病的诊断、鉴别诊断的临床思路。③既往史、个人史、月经史、生育史、家族史简明记录，不要遗漏与患者发病有关联的重要病史及家族史。④体格检查的准确性，阳性体征及有鉴别意义的阴性体征是否遗漏。

(3)病程记录：病程记录按照《病历书写基本规范》的要求完成各项记录。

首次病程记录：首次病程记录即患者入院后的第一次病程记录，病例特点应对主诉及主要的症状、体征及辅助检查结果高度概括，突出特点。提出最可能的诊断、鉴别诊断及根据，要写出疾病的具体特点及鉴别要点，为证实诊断和鉴别诊断还应进行哪些检查及理由。诊疗计划要具体，并体现最优化和个体化治疗方案，各项检查、治疗有针对性。

日常的病程记录：日常的病程记录应简要记录患者病情及诊疗过程，病情变化时应及时记录病情演变的过程，并有分析、判断、处理及结果；重要的治疗应做详细记录，对治疗中改变的药物、治疗方式进行说明。及时记录辅助检查异常（或正常）结果、分析及处理措施。抢救记录应及时记录患者的病情变化情况，抢救时间及措施，参加抢救的医师姓名、上级医师指导意见及患者家属对抢救、治疗的态度及意愿。出院前一天的病程记录，内容包括患者病情变化及上级医师是否同意出院的意见。

上级医师查房记录：上级医师查房记录中的首次查房记录要求上级医师核实下级医师书写的病史有无补充，体征有无新发现；陈述诊断依据和鉴别诊断，提出下一步诊疗计划和具体医嘱；三级医院的查房内容除要求解决疑难问题外，应有教学意识并体现出当前国内外医学发展的新水平。疑难或危重病例应有科主任或主（副主）任医师的查房记录，要记录具体发表意见医师的姓名、专业技术职称及意见，不能笼统地记录全体意见。

会诊记录：会诊记录中申请会诊记录应包括患者病情及诊疗经过，申请会诊理由和目的；会诊记录的意见应具体，针对申请会诊科室要求解决的问题提出诊疗建议，达到会诊目的。

围术期相关记录：①术前小结，重点是术前病情，手术治疗的理由，具体手术指征，拟实施手术名称和方式、拟实施麻醉方式，术中术后可能出现的情况及对策。②术前讨论记录，对术前准备情况、手术指征应具体，有针对性，能够体现最佳治疗方案；在场的各级医师充分发表的意见；对术中可能出现的意外有防范措施。新开展的手术及大型手术须由科主任或授权的上级医师签名确认。③麻醉记录及麻醉访视记录，麻醉记录重点监控患者生命体征、麻醉前用药、术前诊断、术中诊断、麻醉方式、麻醉期间用药及处理、手术起止时间、麻醉医师签名等记录准确，与手术记录相符合。术前麻醉访视记录重点是麻醉前风险评估、拟实施的麻醉方式、麻醉适应证及麻醉前需要注意的问题、术前麻醉医嘱等。术后麻醉访视记录重点是术后麻醉恢复情况、生命体征及特殊情况如气管插管等记录。④手术记录，应在术后 24 小时内完成，除一般项目外，术前诊断、术中诊断、术中发现、手术名称、术者及助手姓名应逐一填写。详细记录手术时体位、皮肤消毒、铺无菌巾的方法、切口部位、名称及长度、手术步骤；重点记录病变部位及大小、术中病情变化和处理、麻醉种类和反应、术后给予的治疗措施及切除标本送检情况等。⑤手术安全核查记录，对重点核查项目监控，有患者身份、手术部位、手术方式、麻醉和手术风险、手术物品的清点、输血品种和输血量的核对记录。手术医师、麻醉医师和巡回护士的核对、确认和签名。

(4)知情同意书：知情同意书在进行特殊检查、治疗、各类手术（操作）前，应向患者或家属告知该项手术或检查、治疗的风险、替代医疗方案，须签署知情同意书；在患者诊治过程中医师需向患者或家属具体明确地交代病情、诊治情况、使用自费药物等事项，并详细记录，同时记录他们对治疗的意愿。如自动出院、放弃治疗者须有患者或家属签字。各项知情同意书必须有患者或家属及有关医师的签名。

(5)检查报告单：检查报告单应与医嘱、病程相符合。输血前应有乙肝五项、转氨酶、丙肝抗体、梅毒抗体、人类免疫缺陷病毒各项检查报告单内容齐全，粘贴整齐、排列规范、标记清楚。

(6)医嘱：医嘱内容应当准确、清楚，每项医嘱应当只包含一个内容，并注明下达时间，应当具体到分钟。打印的医嘱单须有医师签名。

(7)出院记录：出院记录应当在患者出院前完成。对患者住院期间的症状、体征及治疗效果等，对遗有伤口、引流或固定的石膏等详细记录。出院医嘱中，继续服用的药物要写清楚，药名、剂量、用法等。出院后复查时间及注意事项要有明确记录。

(8)死亡记录：住院患者抢救无效而死亡者，应当在患者死亡后 24 小时内完成死亡记录。重点监控内容是住院时情况、诊疗经过、病情转危原因及过程，抢救经过、死亡时间、死亡原因及最后诊断。

(9)死亡讨论记录：于患者死亡后 1 周内完成，由科主任或副主任医师以上职称的医师主持，对死亡原因进行分析和讨论。

2.门诊病历质量内容

一般项目填写完整，每页门诊病案记录纸必须有就诊日期、患者姓名、科别和病案号。主诉要求准确、重点突出、简明扼要。初诊病史采集准确、完整，与主诉相符，并有鉴别诊断的内容。复诊病史描述治疗后自觉症状的变化，治疗效果。对于不能确诊的病例，应有鉴别诊断的内容。既往史重点记录与本病诊断相关的既往史及药物过敏史。查体记录具体、确切。确诊及时、正确；处理措施及时、得当。检查、治疗有针对性。注意维护患者的权利(知情权、隐私权)。

3.急诊留观病历质量管理内容

急诊留诊观察病历包括初诊病历记录(门急诊就诊记录)、留诊观察首次病程记录、病程记录、化验结果评估和出科记录等内容。留诊观察首次病程记录内容包括病例特点,诊断和鉴别诊断,一般处理和病情交代。病程记录每 24 小时不得少于两次,急、危、重症随时记录;交接班、转科、转院均应有病程记录。须有患者就诊时间和离开观察室时间,并记录去向。化验结果评估须对检查结果进行分析。出科记录简明记录患者来院时情况,诊疗过程及离开时病情。

(三)临床路径实施中的病案质量管理

临床路径(clinical pathway,CP)是由医师、护士及相关人员组成一组成员,共同对某一特定的诊断或手术作出最适当的有顺序性和时间性的照顾计划,使患者从入院到出院的诊疗按计划进行,从而避免康复的延迟和减少资源的浪费,是一种以循证医学证据和指南为指导来促进治疗组织和疾病管理的方法。临床路径的实施,可以有效地规范医疗行为,保证医疗资源合理及有效使用。在临床路径具体执行中,病历质量监控是不可忽视的,通过病历记录可以监控临床路径的执行内容和流程,分析变异因素,有效论证临床路径实施方案的科学性、规范性和可操作性,使临床路径的方案不断完善。根据临床路径制订方案(医师版表单)所制订的内容,遵循疾病诊疗指南对住院病历质量进行重点监控。

1.进入路径标准

病种的选择是以疾病的诊断、分型和治疗方案为依据进入相应的路径。是否符合路径标准,可以通过入院记录中现病史对主要症状体征的描述,体格检查中所记录的体征、辅助检查的结果是否支持该病种的诊断,上级医师查房对病情的评估等几个方面进行评价。

2.治疗方案及治疗时间

根据病程记录,以日为单位的各种医疗活动多学科记录,观察治疗方法、手术术式、疾病的治疗进度、完成各项检查及治疗项目的时间、流程。治疗措施的及时性、抗生素的使用是否规范。

3.出院标准及治疗效果

检查患者出院前的病程记录和出院记录,根据患者出院前症状、体征及各项检查、化验结果对照诊疗指南制定的评价指标和疗效及临床路径表单(医师版)制定的出院标准。

4.变异因素

对于出现变异而退出路径的病历,应进行重点分析。确定是不是变异,引起变异的原因,同一变异的发生率是多少等。

5.患者安全

在执行临床路径中,患者安全也是病历质量监控的主要目的。治疗过程中其治疗方式对患者的安全是否构成危害,路径的选择对患者是不是最优化的治疗,避免盲目追求路径指标而侵害了患者的利益。

(四)病历质量四级管理

1.一级管理

由科主任、病案委员、主治医师组成一级病案质量监控小组。对住院医师的病案质量实行监控,指导、督促住院医师按标准完成每一份住院病案,是病区主治医师重要的、必须履行的日常工作之一。要做到经常性的自查、自控本科或本病房的病案质量,不断提高各级医师病案质量意识和责任心。科主任或病区主任医师(副主任医师)应检查、审核主治医师对住院医师病案质量控制的结果。"一级质量监控小组"是源头和环节管理最根本、最重要的组织。如果工作人员素质不高,质量意识差,是造不出合格的或优质产品的。所以,最根本的是科室一级病案质量监控。

2.二级管理

医务部是医疗行政管理主要部门,由他们组成一级病案质量监控小组,每月应定期和不定期,定量或不定量地抽检各病区和门诊各科病案。还应参加各病房教学查房,观察主任查房,参加病房重大抢救,疑难病例讨论,新开展的风险手术术前讨论,特殊的检查操作,有医疗缺陷、纠纷、事故及死亡的病案讨论。结合病历书写,严格要求和督促各级医师重视医疗质量,认真写好病案,管理好病案,真正发挥医务部门二级病案质量的监控作用。

3.三级管理

医院病案终末质量监控小组每天检查已出院病历。病案质量监控医师应对每份出院病案进行认真严格的质量检查,定期将检查结果向有关领导及医疗行政管理部门汇报,并向相关科室和个人反馈检查结果。病案科质量监控医师所承担的是日常质量监控工作,是全面的病案质量监控工作。由于每个人都有自己的专业限定,因此在质量监控工作中要经常与临床医师沟通,并经常参加业务学习和培训,坚持临床工作,提高业务水平和知识更新。

4.四级管理

病案质量管理委员会是病案质量管理的最高权威组织，主任委员和副主任委员应定期或不定期，定量或不定量，普查与抽查全院各科病案，审查和评估各科的病案质量，特别是内涵质量。检查可以侧重重大抢救、疑难病案、死亡病案、手术后10天之内死亡病案或有缺陷、纠纷、差错、事故的病案。从中吸取教训，总结经验，提高内涵质量。可采取各种方法，最少每个季度应举行一次活动，每年举办一次病案展览。如有不合格病案或反复书写病案不合格医师，应采取措施，进行病案书写的基本功训练。发挥病案质量管理委员会指导作用，不断提高病案的内涵质量和管理质量。

四、病案信息专业技术环节质量评估及监控指标

病案科工作质量的管理应当有目标，管理有专人，有记录。病案科的岗位设置可多达数十个，每一个岗位都应当有质量目标。下面列举的几个重要项目。

(一)病案号管理要求

病案的建重率是一所医院病案管理水平重要衡量标准，保证患者一人一份病案是必要的，有利于医疗的延续性，统计的准确性。严格控制病案号的分派，杜绝患者重建病案或病案号重复发放，及时合并发现的重号病案是病案管理的重要环节。病案的建重率应当控制在0.3%以内。

(二)入院登记工作质量要求

认真准确做好入院登记工作，坚持核对制度，准确书写或计算机输入患者姓名、身份证明资料和病案号，正确率为100%；患者姓名索引卡的登记应避免一个患者重复建索引卡或一个患者有多个病案号；再次住院患者信息变化时切忌将原信息资料涂掉。保证各项数据的真实、可靠、完整和安全。及时、准确提供查询病案号服务，提供病案号的正确率为100%。录入计算机的数据应保证其安全性和长期可读性。

(三)出院整理、装订工作质量要求

出院病案按时、完整的收回和签收，依排列程序整理，其24小时回收率为100%；保证各项病案资料的完整及连续。出院病案排序正确率≥98%。出院病案装订正确率为100%。分科登记及时、准确。

(四)编码工作质量要求

编码员应有国际疾病分类技能认证证书，熟练掌握国际疾病分类ICD-10和ICD-9-CM-3手术操作分类方法，并对住院病案首页中的各项诊断逐一编码。疾

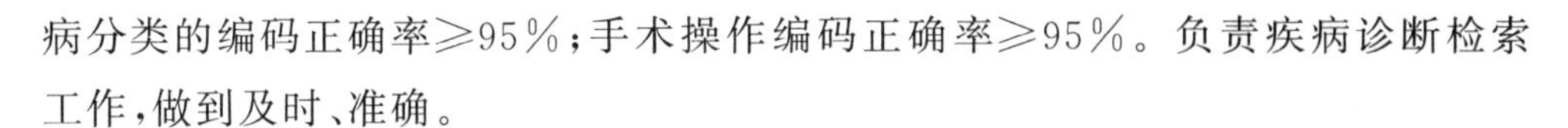

病分类的编码正确率≥95%;手术操作编码正确率≥95%。负责疾病诊断检索工作,做到及时、准确。

(五)归档工作质量要求

坚持核对制度,防止归档错误。保持病案排放整齐,保持松紧适度,防止病案袋或病案纸张破损。病案归档正确率为100%。各项化验报告检查单正确粘贴率100%。

(六)供应工作质量要求

严格遵守病案借阅制度,及时、准确地提供病案,维护患者知情权、隐私权。必须建立示踪系统,借出病案科的病案应按期限收回。

(七)病案示踪系统质量要求

准确、及时、完整地进行病案的出入库登记,准确显示每份病案的动态位置。记录使用病案者的姓名、单位和联系电话及用途。

(八)病案复印工作质量要求

复印手续及复印制度符合《医疗事故处理条例》的要求,复印件字迹清晰。复印记录有登记备案,注意保护患者隐私。

(九)医疗统计工作质量要求

按时完成医疗行政部门管理要求的报表,利用计算机可以完成主要医疗指标的临时报表。每年出版医院统计报表及分析报告。每天向院长及相关职能部门上报统计日报表。出入院报表24小时回收率为100%。病案统计工作计算机应用率为100%。各类医学统计报表准确率为100%。统计人员必须有统计员上岗证。

(十)门诊病案工作主要监控指标

门诊病案在架率(或者可以说明去向)为100%;门诊病案传送时间≤30分钟;送出错误率≤0.3%;当日回收率95%(因故不能回收的病案应能知道去向);门诊化验检查报告24小时内粘贴率99%(医师写错号、错名且不能当即查明的应限制在≤1%);门诊化验检查报告粘贴准确率100%;门诊病案出、入库登记错误率≤0.3%;门诊病案借阅归还率100%;门诊患者姓名索引准确率(建立、归档、入机)100%;挂号准确率≥99%;挂号信息(挂号证)传出时间≤10分钟。

五、病案质量管理方法

(一)全面质量管理

全面质量管理(total quality management,TQM)是把组织管理、数理统计、全程追踪和运用现代科学技术方法有机结合起来的一种系统管理。全面质量管理就是对质量形成的全部门、全员和全过程进行有效的系统管理。

1.全面质量管理的指导思想

全面质量管理有一系列科学观点指导质量管理活动，其指导思想是“质量第一，用户至上”“一切以预防为主”“用数据说话”“按P、D、C、A循环办事”。

(1)用户至上：也就是强调以用户为中心，为用户服务的思想。其所指的用户是广义的，凡产品、服务的直接受用者或企业内部，下一工序是上一工序的用户。全面质量管理的指导思想也体现在对质量的追求，要求全体员工，尤其是领导层要有强烈的质量意识，并付之于质量形成的全过程。其产品质量与服务质量必须满足用户的要求，质量的评价则以用户的满意程度为标准。它既体现质量管理的全面性、科学性，也体现质量管理的预防性和服务性。

(2)预防为主：强调事先控制，是在质量管理中，重视产品设计，在设计上加以改进，将质量隐患消除在产品形成过程的早期阶段，同时对产品质量信息及时反馈并认真处理。

(3)用数据说话：所体现的是在全面质量管理过程中需要科学的工作作风。对于质量的评价要运用科学的统计方法进行分析，对于影响产品质量的各种因素，系统地收集有关资料，经过分析处理后，得出正确的定性结论，并准确地找出影响产品质量的主要因素。最终实现对产品质量的控制。

(4)按P、D、C、A循环办事：全面质量管理的工作程序，遵循计划阶段(plan)、执行阶段(do)、检查阶段(check)和处理阶段(action)顺序展开，简称为PDCA循环。在保证质量的基础上，按PDCA循环模式进行持续改进，是全面质量管理的精髓。通过不断循环上升，使整体质量管理水平不断提高。

2.全面质量管理的基本方法——PDCA循环法

P、D、C、A循环最早由美国戴明博士所倡导，故又称“戴明环”，是全面质量工作的基本程序。共分为4个阶段，8个步骤。

(1)第一阶段为计划阶段(plan)：在制订计划前应认真分析现状，找出存在的质量问题并分析产生质量问题的各种原因或影响因素，从中找出影响质量的主要因素，制订有针对性的计划。此阶段为4个步骤：①第一步骤分析现状找出问题；②第二步骤找出造成问题的原因；③第三步骤找出其中的主要原因；④第四步骤针对主要原因，制定措施计划。

(2)第二阶段为执行阶段(do)：按预定计划和措施具体实施。此阶段为第五步骤，即按措施计划执行。

(3)第三阶段为检查阶段(check):把实际工作结果与预期目标对比,检查在执行过程中的落实情况。此阶段为第六步骤,检查计划执行情况。

(4)第四阶段为总结处理阶段(action):在此阶段,将执行检查的效果进行标准化处理,完善制度条例,以便巩固。在此循环中出现的特殊情况或问题,将在下一个管理计划中完善。此阶段分为两个步骤:①第七步骤是巩固措施,对检查结果按标准处理,制定制度条例,以便巩固。②第八步骤是对不能做标准化处理的遗留问题,转入下一轮循环;或作标准化动态更新处理。

这四个阶段循环不停地进行下去,称为 PDCA 循环。质量计划工作运用 PDCA 循环法(计划—执行—检查—总结),即计划工作要经过四个阶段为一次循环,然后再向高一步循环,使质量逐渐提高。

3.全面质量管理在病案质量管理中的应用

在病案质量管理中,"PDCA"循环方法已经得到广泛应用,取得了良好的效果。

(1)第一计划阶段(plan):实施病案质量管理首先要制定病案质量管理计划。第一步骤要进行普遍的调查,认真分析现状,找出当前病案质量管理中存在的问题,包括共性问题和个性问题。第二步骤分析产生这些质量问题的各种原因或影响因素。第三步骤从中找出影响病案质量的主要因素。第四步骤针对主要原因,制订有针对性的计划和措施。计划是一种目标和策略,计划包括长期计划,可以是 3 年、5 年;短期计划为月、季度或年计划。病案质量管理计划包括病案质量管理制度、质量管理流程、质量管理标准、质量管理岗位职责等。

(2)第二阶段为执行阶段(do):按预定的病案质量管理计划和措施具体实施。此阶段分为两个步骤;第一要建立病案质量控制组织,健全四级质量控制组织,明确各级质量控制组织的分工和职责。第二要进行教育和培训。对全体医护人员进行质量意识的培训,强化医护人员执行计划的自觉性,是提高病案质量保证患者安全的有效措施。

(3)第三阶段为检查阶段(check):把实际工作结果与预期目标对比,检查在执行过程中的落实情况是否达到预期目标。在病历质量监控中,注重对各个环节的质量控制。如在围术期的病历检查时,要在患者实施手术前,对术前小结、术前讨论、术前评估及术前与患者或家属的告知谈话记录等内容进行质量控制,确保病历的及时性、准确性和规范性。

(4)第四阶段为总结处理阶段(action):病案质量管理工作应定期进行总结,将检查的效果进行标准化处理。此阶段分为两个步骤:第一步是对检查结果按标准处理，分析主要存在的缺陷和原因。明确哪些是符合标准的，哪些没有达到质量标准。并分析没有达标的原因和影响程度。哪些是普遍问题，哪些是特殊问题，是人为因素还是系统问题等。第二步是反馈，定期组织召开质量分析例会，将总结的结果及时反馈到相关科室和临床医师中去。使临床医师及时了解实施效果，采取改进措施，并为今后工作提出可行性意见。如果是标准的问题或是流程的问题，可以及时修改，以利于下个循环持续改进。

4.病案质量的全过程管理

病案质量管理在执行“PDCA”循环中重要的是全员参与全过程的管理。全员参与，在病案质量实施的每一环节，都动员每位医护人员的主动参与。包括制定计划，制定目标，制定标准；在检查阶段，尽量有临床医师的参与，了解检查的目的，了解检查的过程，了解检查的结果；在总结阶段要求全员参加，共同发现问题，找出解决问题的方法，不断分析改进，达到提高质量的目的。

全面质量管理要注重环节质量控制，使出现的问题得以及时纠正，尤其是在病历书写的全过程中的各个环节，应加强质量控制，可以及时弥补出现的缺陷和漏洞，对于患者安全和规范化管理，起到促进作用。

(二)六西格玛管理

西格玛原为希腊字母 δ，又称为 sigma。其含义为“标准偏差”，用于度量变异，六西格玛表示某一观察数据距离均数的距离为 6 倍的标准差。意为“6 倍标准差”。六西格玛模式的含义并不简单地是指上述这些内容，而是一整套系统的理论和实践方法。

六西格玛管理于 20 世纪 80 年代中期，由美国的摩托罗拉开始推行并获得成功，后来由联合信号和通用电气(GE)实施六西格玛取得巨大成就而受到世界瞩目。中国企业最早应用六西格玛管理是在 21 世纪初。随着全国六西格玛管理的推进及一些企业成功实施六西格玛管理的示范作用，越来越多的国内企业或组织开始借鉴六西格玛管理。目前，六西格玛管理思想在我国医疗机构中得到广泛关注，一些医院在病案质量管理中学习六西格玛管理理念和管理模式，收到很好的效果。

1.管理理念

(1)以患者为关注焦点的病案质量管理原则：这不但是六西格玛管理的基本原则，也是现代管理理论和实践的基本原则。以患者为中心，是医疗工作的重点，在病案质量管理过程中，应充分体现出来。如在确立治疗方案时，应充分了解患者的需求和期望，选择对患者最有利、伤害最小、治疗效果最好的方案，还要在病历中详细记录这个过程;出院记录中应详细记录患者住院期间的治疗方法和疗效,以便患者出院后进一步治疗和康复。

(2)流程管理:病案质量管理中的流程管理是重中之重。六西格玛管理方法的核心是改善组织流程的效果和效率,利用六西格玛优化流程的理念,应用量化的方法,分析流程中影响质量的因素,分清主次,将重点放在对患者、对医院影响最大的问题,找出最关键的因素加以改进。在寻找改进机会的时候,即不要强调面面俱到,更不能只从单个部门的利益出发,必须以全局的眼光看待,优先处理影响病案质量的关键问题,不断改善和优化病案质量管理流程。

(3)依据数据决策:用数据说话是六西格玛管理理念的突出特点,在病案质量管理中,通过对病历书写缺陷项目的评价,总结出具体的数据,根据数据作出正确的统计推断,提示在哪些缺陷是关键的质量问题,直接影响到患者安全和医疗质量,是需要改进的重点。数据帮助管理者准确地找到病案质量问题的根本原因,是改进流程的依据。

(4)全员参与:病案质量不是某个医师某个科室或某个部门的工作,病案质量管理的整个流程可涉及医院的大部分科室和多个岗位。因此需要强调团队的合作精神,营造一种和谐、团结的氛围。其中必须有领导的重视,临床医师、护士认真完成每一项操作后认真书写记录,医疗技术科室医师及时完成各项检验报告,病案首页中的各项信息,如患者的一般信息、费用、住院数据需要相关工作人员如实填写及各级质量控制医师的严格审核。这个流程中的每个人都是质量的执行者和质量的控制者,重视发挥每个人的积极性,在全过程中每个人对所承担的环节质量负责,承担责任,推进改革。

(5)持续改进:流程管理不是一步到位的,需要不断地进行循环和发展,病案书写质量管理过程的科学化和流程管理效果的系统评价需要不断探索,不断提高。病案书写质量需要通过不断进行流程改进,达到"零缺陷"的目标。

2.管理模式

西格玛管理模式是系统的解决问题的方法和工具。它主要包含一个流程改进模式,即 DMAIC(define-measure-analyzc-improve-control)模式,在病案质量管理中采用这五个步骤,促进病案质量的每一个环节不断分析改进,达到提高质量的目的。

(1)定义阶段(define):根据定义,设计数据收集表,根据病历书写内容,设计若干项目,如住院病案首页、入院记录、病程记录、围术期记录(可分为麻醉访视记录、术前小结、术前讨论、手术记录)各类知情同意书、上级医师查房记录、会诊记录、出院记录等项目。其中任何一项书写不规范或有质量问题为缺陷点。根据某时间段的病历书写检查情况，找出质量关键点，即对病案质量影响最大的问题，确定改进目标。

(2)统计阶段(measure 衡量)：根据定义，统计收集表，总结发生缺陷的病历例数和每项内容的缺陷次数及各科室、每位医师出现缺陷病历的频率和项目，并进行统计处理。

(3)分析阶段(analyzc)：利用统计学工具，对本次质量检查的各个项目进行分析，将结果向相关科室和医师进行反馈。同时，组织相关人员讨论、分析，确定主要存在的问题，找出出现频率最多和对流程影响最大、对患者危害最重的问题是哪些问题，出现缺陷的原因和影响因素、影响程度等。以利于下一步的改进。

(4)改进阶段(improve)：改进是病案质量管理中最关键的步骤，也是六西格玛的核心管理方法。改进工作也要发挥全员的参与，尤其是出现缺陷较多的环节参与改进，经过以上分析，找出避免缺陷的改进方法，采取有效措施，提高病案质量。

(5)控制阶段(control)：改进措施提出后，需要发挥各级病案质量管理组织的职责，根据病历质量监控标准，进行质量控制，使改进措施落到实处。主要是一级质量管理，即科室的自查自控作用，使医师在书写病历时就保证病案的质量，做到质量控制始于流程的源头。

(三)“零缺陷”管理

“零缺陷”管理是由著名质量专家 Philip B.Crosby 于 1961 年提出，他指出“零缺陷”是质量绩效的唯一标准。其管理思想内涵是，“第一次就把事情做好”，强调事前预防和过程控制。“零缺陷”管理的工作哲学的四个基本原则是“质量的定义就是符合要求，而不是好”“产生质量的系统是预防，而不是检验”“工作标准必须是零缺陷，而不是差不多就好”“质量是以不符合要求的代价来衡量，而不是指数”。树立以顾客为中心的企业宗旨，零缺陷为核心的企业质量环境。

1.“零缺陷”的病案质量管理原则

“零缺陷”作为一种新兴的管理模式，首先用于制造业，逐渐受到更多的管理层的关注，被多个领域所借鉴引用。在我国多家医疗机构用于医疗服务质量的控制和管理。病案质量管理是医疗质量的重要组成部分，“零缺陷”管理模式是病案质量管理的目标，是促进病案管理先进性和科学性的有效途径。

将“质量的定义就是符合要求，而不是好”的原则应用于病案质量管理中，是“以人为本”的体现，要求病历质量形成的各个环节的医护人员以“患者为中心”，以保证患者安全为目标规范医疗行为，认真书写病历，使医疗质量符合要求。实施病案质量各个环节的全过程控制，从建立病历、收集患者信息开始，加强缺陷管理，使病历形成的每一基础环节，都要符合质量要求，而不是“差不多”。各环节、各元素向“零缺陷”目标努力。

2.病案质量不能以检查为主要手段

病案质量管理要强化预防意识，“一次就把事情做好”，而不是通过病历完成后的检查发现缺陷、修改病历来保证质量。要求医护人员从一开始就本着严肃认真的态度，把工作做得准确无误。不应将人力物力耗费在修改、返工和填补漏项等方面。病历质量管理在医疗质量管理中占有重要的作用，病案质量已经成为医院管理的重点和难点。20 世纪 50 年代以来病案质量管理是将重点放在终末质量监控上，将大量的医疗资源耗费在检查病历、修改病历、补充病历方面，质量管理是被动的和落后的。利用先进的管理模式替代传统的质量控制模式势在必行。实行零缺陷管理方法，病历质量产生的每个环节，每个层面必须建立事先防范和事中修正措施用来保证差错不延续，并提前消除。病历质量管理中实施的手术安全核查制度，由手术医师、麻醉医师和巡回护士三方在麻醉实施前、手术开始前和患者离开手术室前，共同对患者身份、手术部位、手术方式、麻醉和手术风险、手术使用物品清点等内容进行核对、记录并签字。这项措施有利于保证患者安全，降低手术风险的发生率。

3.病案质量标准与“零缺陷”原则

零缺陷管理的内涵是，通过对生产各环节、各层面的全过程管理，保证各环节、各层面、各要素的缺陷等于“零”。因此，需要在每个环节、每个层面必须建立管理制度和规范，按规定程序实施管理，并将责任落实到位，彻底消除失控的漏洞。病案质量管理要按照“零缺陷”的管理原则建立质量管理体系，以“工作标准必须是零缺陷，而不是差不多就好”为前提。制定可行性强的病历书写规范、病案质量管理标准、质量管理流程、各岗位职责等制度，加大质量控制的有效力度。在病案质量控制中要引导医护人员注重书写质量与标准的符合，而不是合格率。强化全员、全过程的质量意识，使医护人员知晓所执行的内容、标准、范围和完成时限，增强工作的主动性和责任感，改变忽视质量的态度，建立良好的质量环境。

(四)ISO9000 相关知识

1.ISO 的定义

ISO 是国际标准化组织(International Organization for Standardization)的缩写，是一个非政府性的专门国际化标准团体，是联合国经济社会理事会的甲级咨询机构,成立于 1947 年 2 月 23 日,其前身为国家标准化协会国际联合会(ISA)和联合国标准化协会联合会(UNSCC)。我国以中国标准化协会名义正式加入 ISO。

2.ISO 族标准

ISO 族标准是 ISO 在 1994 年提出的概念,是指"由 ISO/TC176(国际标准化组织质量管理和质量管理保证技术委员会)制定的所有国际标准"。该标准族可帮助组织实施并有效运行质量管理体系,是质量管理体系通用的要求或指南。它不受具体的行业或经济部门限制,可广泛适用于各种类型和规模的组织,在国内和国际贸易中促进理解和信任。

(1)ISO 族标准的产生和发展:国际标准化组织(ISO)于 1979 年成立了质量管理和质量保证技术委员会(TC176),负责制定质量管理和质量保证标准。1986 年,ISO 发布了 ISO8402《质量—术语》标准,1987 年发布了 ISO9000《质量管理和质量保证标准—选择和使用指南》、ISO9001《质量体系设计开发、生产、安装和服务的质量保证模式》、ISO9002《质量体系—生产和安装的质量保证模式》、ISO9003《质量体系—最终检验和试验的质量保证模式》、ISO9004《质量管理和质量体系要素—指南》等 6 项标准,统称为 ISO9000 系列标准。

(2)2000 版 ISO9000 族标准的内容:2000 版 ISO9000 族标准包括以下一组密切相关的质量管理体系核心标准。

——ISO9000《质量管理体系基础和术语》,表述质量管理体系基础知识,并规定质量管理体系术语。

——ISO9001《质量管理体系要求》,规定质量管理体系,用于证实组织具有提供满足顾客要求和适用法规要求的产品的能力,目的在于增进顾客满意。

——ISO9004《质量管理体系 业绩改进指南》,提供考虑质量管理体系的有效性和效率两方面的指南。该标准的目的是促进组织业绩改进和使其他相关方满意。

——ISO19011《质量和/或环境管理体系审核指南》,提供审核质量和环境管理体系的指南。

(3)2000 版 ISO9000 族标准的特点:从结构和内容上看,2000 版质量管理体系标准具有以下特点:①标准可适用于所有产品类别、不同规模和各种类型的组织,并可根据实际需要删减某些质量管理体系要求。②采用了以过程为基础的质量管理体系模式,强调了过程的联系和相互作用,逻辑性更强,相关性更好。③强调了质量管理体系是组织其他管理体系的一个组成部分,便于与其他管理

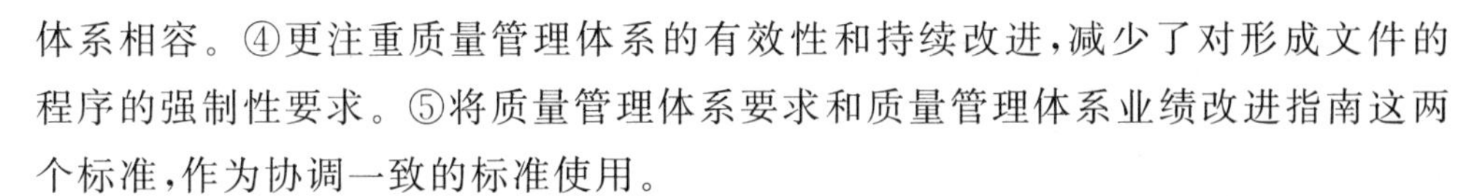

体系相容。④更注重质量管理体系的有效性和持续改进，减少了对形成文件的程序的强制性要求。⑤将质量管理体系要求和质量管理体系业绩改进指南这两个标准，作为协调一致的标准使用。

3.ISO9000 族系列标准

ISO9000 族标准是国际标准化组织颁布的在全世界范围内使用的关于质量管理和质量保证方面的系列标准，目前已被 80 多个国家等同采用，该系列标准在全球具有广泛深刻的影响，有人称之为 ISO9000 现象。我国等同采用的国家标准代号为 GB/T19000 标准，该国家标准发布于 1987 年，于 1994 年进行了部分修订。

ISO9000 族标准总结了各工业发达国家在质量管理和质量保证方面的先进经验，其中 ISO9001、ISO9002、ISO9003 标准，是针对企业产品产生的不同过程，制定了 3 种模式化的质量保证要求，作为质量管理体系认证的审核依据。目前，世界上 80 多个国家和地区的认证机构，均采用这 3 个标准进行第三方的质量管理体系认证。

ISO9000 族标准中有关质量体系保证的标准有 3 个（1994 年版本）：ISO9001、ISO9002、ISO9003。

（1）ISO9001：是 ISO9000 族质量保证模式标准之一，用于合同环境下的外部质量保证。ISO9001 质量体系标准是设计、开发、生产、安装和服务的质量保证模式。可作为供方质量保证工作的依据，也是评价供方质量体系的依据；可作为企业申请 ISO9000 族质量体系认证的依据；对质量保证的要求最全，要求提供质量体系要素的证据最多；从合同评审开始到最终的售后服务，要求提供全过程严格控制的依据。

（2）ISO9002：是 ISO9000 族质量保证模式之一，用于合同环境下的外部质量保证。是生产和安装的质量保证模式。用于供方保证在生产和安装阶段符合规定要求的情况；对质量保证的要求较全，是最常用的一种质量保证要求；除对设计和售后服务不要求提供证据外，要求对生产过程进行最大限度的控制，以确保产品的质量。

（3）ISO9003：是 ISO9000 族质量保证模式之一，用于合同环境下的外部质量保证。可作为供方质量保证工作的依据，也是评价供方质量体系的依据；是最终检验和试验的质量保证模式，用于供方只保证在最终检验和试验阶段符合规定要求的情况；对质量保证的要求较少，仅要求证实供方的质量体系中具有一个完整的检验系统，能切实把好质量检验关；通常适用于较简单的产品。

六、电子病历质量管理

（一）电子病历书写要求

电子病历的书写应当客观、真实、规范、完整，电子病历的书写应当符合国家病历书写基本规范对纸张与格式的要求；医疗机构应建立统一的书写格式包括纸张规格和页面设置，完成时限与卫生健康委员会《病历书写基本规范》要求保持一致。可以使用经过职能部门审核的病历书写模板，理想的模板应该是结构化或半结构化的，避免出现错误信息；同一患者的一般信息可自动生成或复制，复制内容必须校对；不同患者之间的资料不可复制。电子病历的纸质版本内各种资料（包括各种检验、检查报告单）须有医师或技师签名。

（二）电子病历修改

1.修改基本要求

（1）医护人员应按照卫生行政部门赋予的权限修改电子病历。

（2）修改时必须保持原病历版式和内容。

（3）病历文本中显示标记元素和所修改的内容。

（4）电子病历修改时必须标记准确的时间。

2.修改签字

（1）电子病历修改后需经修改者签字后方可生效（电子签名正式实施前系统自动生成签名并不可修改）。

（2）对电子病历当事人提供的客观病历资料进行修改时，必须经电子病历当事人认可，并经签字后生效。签字应采用法律认可的形式。

（三）电子病历质量控制

1.质量监控方式

电子病历质量控制包括对网上病历信息和打印的纸质病历实施的质量控制。病历质量检查工作应采取终末质量监控和环节质量监控相结合的方式，实现实时控制质量，做到问题早发现、早纠正。

2.质量监控重点

（1）应将环节质量监控作为主要手段，尽可能应用病历质量监控软件来实施。

（2）应将危重死亡病历、复杂疑难病历、纠纷病历、节假日病历、新上岗医师病历等作为质量控制重点，实施专题项重点突出。

（3）应将病历书写的客观性、完整性、及时性、准确性、一致性及内涵质量作

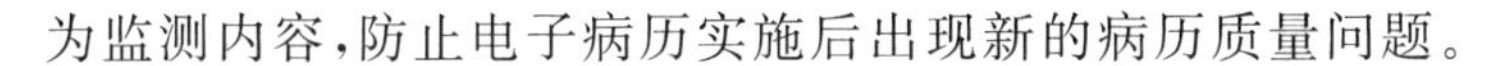

为监测内容，防止电子病历实施后出现新的病历质量问题。

3.质量监控标准

(1)电子病历质量控制依据卫生健康委员会《电子病历基本规范》及有关病历书写的要求进行，网上电子病历和打印纸质病历等同标准，且同一患者的纸质与电子病历内容必须一致。

(2)环节电子病历质量监控发现问题后及时纠正，终末电子病历质量监控须评定病历质量等级。

(3)医疗机构应对电子病历质量控制结果实施严格奖惩。

七、病案质量管理的发展趋势

病历书写质量有不变的目标，就是要满足医疗、科研、教学的工作需求，同时还有明显的时代特征，不同的时期对病历书写还有特殊的需求。现阶段及未来的一段时期，电子病历、病种付费、临床路径、新的《病历书写基本规范》和《电子病历基本规范(试行)》《中华人民共和国侵权责任法》将会对病案书写产生相当的影响，对病案质量管理也必将产生巨大的导向性作用。

(一)《病历书写基本规范》对病案质量管理的影响

2010 年 3 月 1 日生效的《病历书写基本规范》是医师书写病历的主要依据，病案质量管理也主要以此为管理策划的基础。管理策划应当考虑如下方面的问题。

(1)如何获得客观、真实、准确、及时、完整、规范的病历资料。

(2)如何保证医师在限定的时间内完成相关的病历记录。

(3)如何保证病历记录的合法性。

(4)如何保证病历内涵质量。

在《病历书写基本规范》中，对上述问题都有明确的答案，但在实际工作中需要合理化的工作流程，以避免以下低级错误的发生，如漏记录某项内容，某个检查报告没有贴入病历中，医师没有签名，患者没有在知情同意书上签字等。

保证病历内涵质量是长期的工作任务，一般写病历的都是低年资的住院医师，需要不断地培训、讲座、指导、反馈，才能有保证持续的质量改进。病历书写质量也是医师个人综合能力的体现，在严格的管理下，可以保证病历的完整性和避免低级错误的发生。但要写出内容翔实的病历记录，必须对疾病有较高的认识和理解，否则即使上级医师的会诊意见也不能够很好地得到整理、体现。

《病历书写基本规范》为病历书写提供了指导性的意见，其中明确要对危重患者写护理记录，一般患者需要做常规的生命指征记录，这样既可避免医护记录不一致，减少医疗纠纷，也可以体现将时间还给护士，将护士还给患者的精神。

(二)《电子病历基本规范(试行)》对病案质量管理的影响

2010 年 3 月 1 日生效的《电子病历基本规范(试行)》也会对病案质量管理产生影响，电子病历是阻挡不住的潮流，电子化的病案质量管理也是管理者面临的重大挑战。目前存在的问题主要有 3 个方面。

1.病历模板

病历模板破坏了传统的医师培养方式，培养年轻医师的传统方式是从写病历开始，从问病史开始。当医师发现一个临床症状时，以此为核心进行分析，这样养成了临床正确思维。电子病历使医师有了方便的工具，常常采用典型的模板拷贝病历，而患者的病情不是一成不变，它是千变万化的，失去临床思维培养的过程，存在医疗安全的隐患。

2.病历拷贝

计算机的优势之一是拷贝，避免重复的工作。但这些优点被医师不正确地使用，常常发生将张三的病情拷贝到李四的身上，存在严重的医疗安全隐患和法律纠纷隐患，同时病历反映的是相同情况，文字记录千篇一律，难于达到记录的真实，失去了研究、教学的价值。

3.病历签字

具有法律认可的电子签名是合法的电子病历，但目前绝大多数医院采用的不是这种模式。因此，病历签字是一个问题，特别是医嘱和知情同意书。医嘱常常是一个医师从入院到出院都是一个医师的名字，执行医嘱人也存在相同的问题，执行时间也可能不是实际时间。

电子病案质量管理要认真地研究上述问题，处理好。电子病历的结构化也是一个应当研究的问题，结构化可以保证资料的收集完整性，但不是所有的内容都适合结构化，这样会僵化资料收集的内容。

(三)《中华人民共和国侵权责任法》对病案质量管理的影响

2010 年 7 月 1 日生效的《中华人民共和国侵权责任法》也涉及了病案，但更多的是从法律的层面考虑患者对病案的法律权利，它影响到病案管理方式更多一些。如果能够执行好《病历书写基本规范》和《电子病历基本规范(试行)》，病案也就能作为很好的法律证据。《侵权责任法》规定，“需要施行手术、特殊检查、特殊治疗的，医护人员应当及时向患者说明医疗风险、替代医疗方案等情况，取得其书面同意”。医师在书写病历时往往只注意记录向患者告知治疗可能出现的风险，忽略或没有把替代医疗的方案向患者交代或未做病历记录。造成医疗安全隐患，一旦出现纠纷可以确定医疗有过错。

(四)卫生健康委员会《112 病种临床路径》对病案质量管理的影响

卫生健康委员会医政司 2009 年 12 月发布的 22 个专业 112 个病种临床路径对病案质量有重大的影响，临床路径是今后必须关注的方向。临床路径虽然目前在我国仍处于试点应用的状态，但临床路径的实施将会改变医疗行为、护理行为、病历书写行为，甚至临床路径的病历记录可能会成为病种付费和医患纠纷处理的依据。

临床路径由于规定了程序的流程，病历书写也就会围绕着流程，再按传统的方式去记录。在质量管理过程中，可以“天”为单位来检查记录的内容。

疾病能否进入路径，必须要有充分的记录，有充分的依据。疾病的轻微变异，不产生严重的并发症，不影响住院天数或增加较多的医疗费用的，可以不影响路径。当疾病有较严重的并发症时，将会“跳出”临床路径，这些病历资料中必须有充分的记录。这也是病案质量管理的重点。

(五)医院评审标准对病案质量管理的影响

医院评审工作仍是卫生健康委员会的重要工作之一，各省都有与之配套的医院评审细则。这些标准和细则对病历书写影响甚大。必须认真研究和执行。病案科质量评估主要有如下几个方面。

1.病历(案)管理符合《医疗事故处理条例》《病历书写基本规范》和《医疗机构病历管理规定》等有关法规、规范

(1)按照《医疗机构病历管理规定》等有关法规、规范的要求，设置病案科，由具备专门资质的人员负责病案质量管理与持续改进工作。①由从事病案管理 5 年以上，高级以上职称的人员负责管理。②非专业的人员＜30%。

(2)病案科配置应与医院等级相一致的设施、设备与人员梯队。

(3)制定病案管理、使用等方面的制度、规范、流程等执行文件。并对相关人员进行培训与教育。

2.书写记录

按规定为门诊、急诊、住院患者书写就诊记录，按规定保存病历资料，保证可获得性，为每一位来院就诊的患者书写门诊、急诊或住院病历记录。

(1)住院患者的姓名索引，必须包含的项目包括姓名、性别、出生日期(或年龄)。应尽可能使用二代身份证采集身份证号、住址甚至照片信息。除患者个人的基本信息外，还应当包括联系人、电话、住院科室等详细信息。

(2)为每一位门诊、急诊患者建立就诊记录,保存留观病历:①门诊、急诊患者的就诊病历记录,至少还包括患者姓名、就诊日期、科别、就诊过程与处置等。如果有医师工作站,则应包括药方及检查化验报告。②急诊病房的病历按照住院病历规定执行。

(3)为每一位住院患者建立并保存病案:病案应有一个科学的编号体系。每一位患者的医疗记录应当通过一个病案的编号获得所有的历史诊疗记录。

病案内容包括:①病案首页;②入院记录;③住院记录,包括主诉、病史(现病史、既往史、个人史、家族史、月经史及婚育史)、体格检查、实验室检查、诊疗计划、初步诊断、拟诊讨论;④病程记录(按照日期排放,先后顺序排列)包括首次病程记录、日常病程记录、阶段小结、抢救记录、会诊记录、转科记录、转入记录、交接班记录、术前讨论与术前小结、麻醉记录、手术记录、术后病程记录、出院记录(或死亡记录)、死亡讨论记录;⑤辅助检查:特殊检查记录、常规化验检查登记表、各种检查报告、病理检查报告;⑥体温单、护理记录;⑦医嘱单包括长期医嘱、临时医嘱;⑧各种手术及操作知情同意书;⑨随诊患者回复信件及记录。

(4)每一页记录纸都有可以确认患者的ID信息:①执行一本通的城市,医疗机构门诊病案记录纸上每次就诊应有医疗机构名称、患者姓名。②保存门诊病案的医疗机构的每张病案纸上,应记录患者姓名、病案号。③住院病案的每页纸上应有患者姓名、病案号,有的记录还应有科室、病房、床号。

(5)住院患者病案首页应有主管医师的签字,应列出患者所有与本次诊疗相关的诊断与手术操作名称。①住院患者病案首页应由具有主治医师或以上职称的病房主管医师的审核签字。②主要诊断与主要手术操作选择应符合卫生健康委员会与国际疾病分类规定的要求。③病案首页疾病和手术编码采用国际疾病分类ICD-10第2版和ICD-9-CM-3的2008版。④列于病案首页的每一疾病诊断都应在病程记录及用药获得支持。⑤病程记录或检查化验报告所获得的诊断应当在病案首页中体现。⑥病案首页可以包括7个疾病诊断和5个手术操作名称。

(6)病程记录及时、完整、准确,符合卫生健康委员会《病历书写基本规范》。①记录的及时性:入院记录24小时内完成,入院当天出院患者的出入院记录要在24小时内完成。首次病程记录在患者入院后8小时内完成。主治医师查房应在患者入院后48小时内完成。出院记录或死亡记录应在出院或死亡后24小时内完成。及时记录各种检查、操作,包括其过程及结果。手术记录在术后6个小时内必须完成。及时填报各种传染病报告及肿瘤报告。对病危患者应当根据病情变化随时书写病程记录,每天至少1次,记录时间应当精确到分钟。对病重患者，至少2天记录1次病程记录。对病情稳定的患者，至少3天记录1次病程记录。对病情稳定的慢性病患者，至少5天记录1次病程记录。②记录的合法性：书写过程中出现错字时，可在错字上用双线标注，不得采用刮、粘、涂等方法掩盖或去除原来的字迹；每项记录必须有记录的日期、记录者(签)署名。③记录的完整性：下列内容如果有，则不能缺项、漏项。④病案首页、入院记录(入出院记录)、住院记录(住院病案)、病程记录、辅助检查、特殊检查、常规化验检查登记表、各种化验报告、病理检查报告、体温单、医嘱单、各种手术及操作知情同意书、随诊患者回复信件及记录。

(7)每次记录都有记录时间及具有执业医师资格的医师签名。

(8)所有的医疗操作均有第一术者的签名。①手术记录或操作记录原则上应由第一手术者或操作者书写。②如有特殊情况可由第一助手书写，但要求必须有第一手术者或操作者审阅签名。

(9)避免产生全部模版式的电子病历记录。①病程记录不能完全使用表格。一些规范的检查或操作一定要预留可供描述记录的空间。②规范的检查或操作可以有关键词提示。

(10)所有有创检查及治疗记录应有相应的患者同意签名记录。

(11)保持病案的可获得性。①有方法控制每份病案的去向，如有病案示踪系统。如果病案因某种原因拿出病案科，当需要时，应能及时通知使用者送回。②病案如果没有其他替代品，如影像、缩影，则病案不能打包存放或远距离存放(委托存放)。

3.保护病案及信息的安全性，防止丢失、损毁、篡改、非法借阅、使用和患者隐私的泄露

(1)医院有保护病案及信息的安全相关制度与使用的程序，有应急预案。

(2)病案科应有防火、防尘、防高温、防湿、防蛀措施。

(3)配置必要的适用的消防器材。

(4)安全防护区域有指定专人负责。

(5)有主管的职能部门(医务处保卫科)监管。

4.有病历书写质量的评估机制，定期提供质量评估报告

(1)医院有《病历书写基本规范》的实施文件，发至每一位医师。

(2)医师上岗前必须进行病历书写基本规范培训，考核合格后方可上岗。

(3)医院将住院病历书写作为临床医师“三基”训练主要内容之一。

(4)由具备副主任医师资格的病历质控人员，根据“住院病历质量监控评价

标准”定期与不定期进行评价运行住院病历与出院病历的质量。①医院将规定的“病历质量监控评价标准”文件，发至每一位医师，并有培训。②定期与不定期进行评价运行住院病历与出院病历的质量。③将住院病历的质量监控与评价结果，及时通报科室与医师本人，有持续改进的记录。④将住院病历的质量监控与评价结果用于考核临床医师技能与职称晋升的客观标准之一。

5.采用疾病分类ICD-10与手术操作分类ICD-9-CM-3

对出院病案进行分类编码，建立科学的病案库管理体系，包括病案编号及示踪系统，出院病案信息的查询系统。

(1)采用国际疾病分类ICD-10与手术操作分类ICD-9-CM-3对出院病案进行分类编码。

(2)建立出院病案信息的查询系统。

(3)根据病案首页内容的任意项目，单一条件查询住院患者的病案信息。

(4)根据病案首页内容的两个或两个以上的项目，复合查询住院的病案信息。

6.严格执行借阅、复印或复制病历资料制度

(1)为医院医护人员及管理人员提供病案服务：①病案服务能力不应当低于当年出院的病案人数。②除特殊情况且医院有明文规定者外，病案应当在病案科内阅览。③每份病案的借阅应当记录借阅人、时间、目的。

(2)为患者及其代理人提供病案复印服务：①记录与核查患者复印病案申请的相关信息准确无误。②按卫生行政部门规定的范围复印患者的病历。③有保护患者隐私的措施与流程。

(3)为公、检、法机构的人员提供病案信息查询服务。留存复印申请记录和复印内容记录及证件复印件、单位介绍信。

(4)为医疗保险机构提供病案查询与复印服务：①记录与核查患者复印病案申请的相关信息准确无误。②按卫生行政部门规定的范围复印患者的病历。③有保护患者隐私的措施与流程。

7.推进电子病历，电子病历符合《电子病历基本规范》

(1)医院有电子病历系统建设的计划与方案，在院长主持下，有具体措施、有信息需求分析文件，有主持部门与协调机制。

(2)电子病历系统应符合卫生健康委员会《病历书写基本规范》与《电子病历基本规范(试行)》要求。

(3)还应包含以下内容：①本标准第四节“建立医疗质量控制、安全管理信息数据库，为制订质量管理持续改进的目标与评价改进的效果提供依据”的基本要

求。②本标准第六节第五款“建立医院运行基本统计指标数据库，保障信息准确、可追溯”的基本信息。③本标准第七节中所列出的基本信息。

（4）由文字处理软件编辑、打印的病历文档，病历记录全部内容、格式、时间、签名均以纸版记录为准，而非模版拷贝生成的病历记录。①医院对由文字处理软件编辑、打印的病历文档有明确的规定。②医院对禁止使用“模版拷贝复制病历记录”有明确的规定。③病历记录全部内容、格式、时间、均以签名后的纸版记录为准与存档。④符合卫生健康委员会《病历书写基本规范》的实施要求，有质控管理。

今后病案质量管理的发展趋势除因目标变化而产生质量监控内容变化外，在病案质量管理的方法学上，也会有新的变化。病案质量管理将不仅是传统的病案质量审查法，将会引入一些新的管理方法，如同行医师病案记录自我审查法，科研病案审查法，临床路径病案审查法。

同行医师病案记录自我审查就是根据医师预先设定的标准，通过病案人员的审查，将所发现的内容汇总、上报，然后医师们再根据实际的情况作出判断。例如，通常肺炎患者不需要做 CT 检查，医师可以将 CT 检查作为病案审查的内容。当报告有 CT 检查的肺炎病例时，同行医师可以调阅病案，如果发现经治医师开出的 CT 检查是合理的，就通过。如果不合理的，再帮助该医师找出不合理的原因，从而达到持续质量改进的目的，这个目的不仅是病历书写，而且是医疗质量的改进。

科研病案审查法是根据医师科研所需要收集的关键信息，对病案进行回顾性的审查。从而发现病历记录的缺陷。根据循证医学来设定检查内容也属于科研病案审查法范围。

临床路径病案审查法则根据临床路径所设定的医疗活动来检查病案的记录内容及质量。

第二节 病例分型质量管理

一、病例分型质量控制

（一）质量控制概念

在医疗工作中，人是质量形成的主体。对质量的控制，实质是对人的控制。

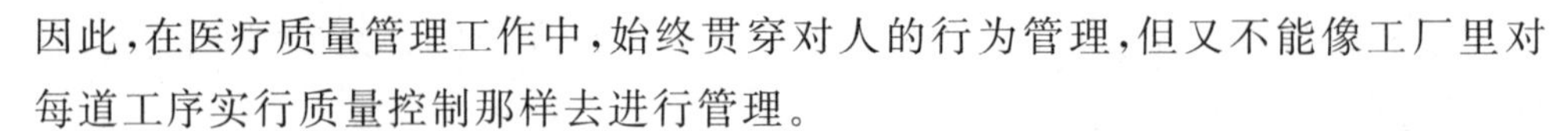

因此，在医疗质量管理工作中，始终贯穿对人的行为管理，但又不能像工厂里对每道工序实行质量控制那样去进行管理。

1.控制的定义

在《控制论》中，控制的定义是：为了改善某个或某些受控对象的功能和发展，需要获得并使用信息，以这种信息为基础而选出的并加于该对象上的作用，就叫作控制。控制就是通过反馈调节，掌握事物发展的趋势，使其不超过预定的范围。近代管理学家一般把管理职能划分为计划、组织、控制、协调、激励。即对执行计划情况进行跟踪、监督、检查，如发现有偏离计划目标情况，及时分析，采取措施，进行调控，以确保目标的实现。

2.控制系统由控制主体和控制对象组成

前者称施控系统，由它决定控制活动的目的，并向控制对象提供条件和发出控制信息；后者称受控系统，它是直接实现控制活动目的的部分，并向施控系统发出反馈信息。

3.控制方法与要素

控制方法包括前馈控制、反馈控制、现场控制、实时控制。控制基本要素包括明确的标准、及时收集执行计划过程中的反馈信息、有纠偏的可靠措施。

4.控制的过程

控制的过程包括 3 个阶段，即第一阶段为制定标准，实施标准化管理。其标准包括目标、计划、方针、政策、指标、定额、条令条例、规章制度、操作规程等；第二阶段为通过各种方法与途径获得的反馈信息并同标准加以对照；第三阶段为根据对照的结果，对偏差进行纠正并采取补救措施。

5.医疗质量控制的特点是“双向作用”因素反馈控制

当医疗质量要素作用于患者机体的时候，一般会产生有利于患者或不利于患者的两种结果，这就是医院医疗服务工作的“双向作用”。医疗质量控制概念就是最大限度地限制和阻断医疗服务措施对患者的不利作用，充分发挥和强化医疗服务措施对患者有利的作用。承认“双向作用”因素客观存在是为了加强质量控制。

(二)病例分型前馈控制

1.基本概念

前馈控制系统理论在医疗质量管理中的作用非常重要。它是改变传统医疗质量管理思维方式的可借鉴的方法。前馈控制特点是预防为主。前馈控制的目的是要保持系统原有状态，或要把系统的状态调整一种新的预期状态。前馈控制不像反馈控制那样去纠正偏差。前馈控制行为的基本观点是面向未来、预防为主和事先工作。它通过控制影响因素而不是控制结果来实现其效果,因而克服了反馈控制中那种因时间差而必然会带来损失的缺点,使控制成为主动积极并且有效的。

前馈控制三要素:施控主体、受控个体、传递者(即由作用者传递到受作用者的环境及介质)三要素组成。

前馈系统要求在控制系统发生偏差之前,根据信息和预测,建立健全包括3个系统在内的质控系统,即质控标准体系、评估体系和质控措施。

前馈控制系统模式是经过对系统分析,确定重要的输出变量,定期估计实际输入的数据与计划输入的数据之间的偏差,评价其对预期成果的影响,采取措施解决问题。

2.前馈控制功能

前馈控制主要功能是保证系统稳态信息与预测。对系统控制,是为了保证系统在各种变化着的条件下完成某种有目标的行动。在医疗工作中,许多偏差一旦出现,其后果不但严重,而且难以补救。前馈控制功能比反馈控制功能更理想,因为前馈控制能克服反馈控制中因时间差而带来损失的缺点,使控制成为主动、积极和有效的控制。控制是在不断运动、变化、发展过程中实现的。当控制所要达到的是某种稳态时,这种稳态在本质上是一种动态平衡。

3.信息是前馈控制的基础

良好的预测源于信息的准确、及时。要使所收到的信息与原来所发生的事物相一致,就要抗干扰,对失真加以控制。所以,前馈控制必须要进行信息处理。

4.前馈控制的方法与内容

(1)前馈控制的基本思路。①指导思想:树立预防为主的思想,把质控措施运用在发生偏差之前,保证系统在各种变化着的条件下,实现优质的目标。②明确目标:医疗质量控制目标为医疗效果好、住院时间短、医疗安全、医疗费用少、医疗方便舒适等5个方面。③拟定范围:前馈控制范围包括医疗服务活动的全过程及各个环节,不论系统大小均能构成PDCA循环,纳入前馈控制范畴。

(2)前馈控制的基本程序。①获取信息:全面获取前馈质控信息,注意其传送和转换规律,并对信息的规律进行定量处理。②搞好预测:运用及时准确的前馈质控信息,对系统目标各要素进行全面筛检,依主次排列有效措施。③实施措施:对医疗质量管理系统各要素实施有效干预,引导整个系统的行为,并通过控制影响因素来实现其效果。

(3)评估内容。①诊疗方法:检查诊疗计划、抢救预案和治疗方案;疾病诊断治疗"金标准"的选用是否得当。②诊疗过程指标:三日确诊率,术前待床日,治愈日与出院日间隔时间,同类手术同等病情的技术操作时间,科间会诊,执行医嘱。③医疗安全:临床用药合理,有监测,处方调配准确,各项技术操作规范,各种药敏试验及记录准确,消毒隔离制度落实,消毒液浓度监测合格,紫外线灯强度测量合格,"三房七室"物体表面及空气细菌数含量符合标准,无菌消毒器械监测合格,术前麻醉师查房。④医疗费用:预算,质量成本,按项目收费,符合物价标准。

(4)主要措施:组织机构符合要求;质量管理教育计划落实好;健全落实医疗工作制度,如三级检诊制度、术前讨论制度、三查七对制度、值班制度;医疗工作区清洁有序;有事故预防措施和工作计划;开展医疗技术评价,杜绝应用疗效不确切的技术;对药品和卫生材料质量严格把关;医疗器械和设备纳入社会规范化管理;医疗执业资格审定,持证上岗。

(三)病例分型反馈控制

1.病例分型反馈控制方法

病例分型反馈控制是病例分型管理的基本方法。第一步是病例质量信息的搜集和加工整理;第二步是将有关信息有目的地提供给管理对象,与预期目标做对照;第三步是为纠偏提出新的目标和要求。如出院病例质量情况的反馈,可通报各型病例所占比例和医疗单位技术投入情况。结合费用病例分型分析医疗转归情况,进一步说明治愈率的高低与病例诊疗质量水平的相关性。结合病例优良率和未达标病例情况,说明病例诊疗质量,并进一步分析其中存在的问题。结合费用超标病例情况,具体分析超标项目及分析超标的主要原因,制定改进措施。通过病例质量信息的反馈,管理者要明确主控目标和管理方向,医护人员明确了自己工作状况、技术水平状况及努力方向,鼓励先进,鞭策后进,调动全员工作积极性。

2.病例分型静态管理

实施病例分型静态管理是病例分型反馈控制管理的基础。主要依据出院患者的病案首页藩息,对出院病例进行综合分析判断分型,侧重于医院终末质量评价或将评价结果提供上级卫生机关进行医院宏观质量管理,其基本条件是:病案管理规范有序、病案首页填写正规并录入计算机、医疗机构有计算机局域网络、医务处或质控办定期进行医疗质量分析讲评。

(四)病例分型现场控制

1.现场控制内容

现场控制即监测在院患者的医疗过程或正在进行的、动态的工作信息,通过标准对照，发现偏差，及时采取措施进行纠正。病例分型现场控制的主要内容：对 A 型病例重点控制住院日；对 B 型病例重点控制治疗措施和效果；对 C 型病例重点控制检诊措施和疗效；对 D 型病例重点控制病情的转化和救治效果。围绕这些重点控制内容，进行现场检查，或有目的地组织抽查。

2.现场控制方法

现场控制以临床管理者为主。其方法可结合上级医师查房、感染控制科的现场检查、质控科的病历抽查、院长查房、院内和院际专家会诊、手术前的讨论、死亡病例讨论等来实施。要注意现场控制的时效性，如手术病例要注重在术前和术后的控制；复杂危重 D 型病例应加强抢救前后质量控制；对复杂疑难的C 型病例应加强会诊前后的质量控制等。在现场检查、抽测时一般不要当着患者或其他无关人员，讲述管控要点，尤其是针对很具体的问题，应该只与受控对象本人交换意见。不越俎代庖，要注意调动管控对象直接管理者的工作积极性。管理者和检控人员要熟悉和了解各项规章制度，及时发现问题，并把问题控制在发展状态。

3.病例分型质控点

(1)病例分型质控点包括：分型准确；病历首页项目填写正规，无漏项；病案书写格式正确，字迹清楚；诊断无遗漏，鉴别诊断依据充分；危重疑难患者有可行的诊疗抢救计划；查体认真，病史记录翔实，记录药敏史；按规定时间完成入院记录、首次病程录；病程记录及时，检查项目齐全、有分析；按时完成三级检诊；主任查房记录完整，执行指示无误；交接班或住院 1 个月有小结；病情变化有分析，医疗处理正确及时；抢救及时无误，上级医师在场；操作严谨、正规、层次清楚，有术前小结；大中型手术前有讨论，符合适应证；有合理的治疗膳食；治疗护理工作元差错；死亡原因明确，分析讨论认真；有院内感染已上报，或本例无继发感染；有侵袭性操作已做必要检验；医嘱符合常规，抗生素应用合理；患者对医疗护理工作满意。

(2)病例分型质控点评价方法：按质控点项目由经治医师、上级医师、机关三级检查。达到质控点的在质控单上划“√”，未达质控点的划“×”。AB 型病例控制基点 13 项，每少 1 项，缺陷评定降 1 级；CD 型病例控制基点 16 项，每少 1 项，缺陷评定降 1 级；抽查、互查与自查结果不符合，每 1 项从总分中扣 1 分。病例控制点的检查方式，其优点是便于实施和医师操作，采取提示性自控方式，医师比较容易接受。缺点是必须将质控单输入计算机，给管理工作带来一些麻烦，也容易使评价滞后，不能达到预期目标。随着计算机技术的普及和应用，这一方法有了很大改进，已被计算机网络化管理替代。

4.病例讨论与病案书写质量现场控制

(1)病例讨论现场控制:病例讨论是临床医疗工作中经常进行的一项医疗质量评价工作,如术前病例讨论、疑难危重病例讨论等。通常由科主任主持,全科医护人员参加。有时由医院主管医疗工作的领导主持,全院医护人员参加。这些病例讨论对研究手术治疗方案、明确诊断、总结经验、提高临床医师诊疗技术水平是很重要的。适时组织各种形式的病例讨论,对提高病例诊疗质量至关重要。医疗规章制度对病例讨论有明确规定,如临床没有明确诊断的病例,要及时组织会诊和病例讨论。病例分型管理要求凡是复杂疑难和危重病例(CD 型)都必须组织病例讨论。要组织好病例讨论,一是要做好准备,除急诊病例外,会前要将患者病情摘要提前发给参会人员,要求参会人员准备发言提纲。二是主持人要注意引导与会人员围绕讨论的主题,各抒己见,及时归纳总结。主持人的总结发言既要总结参会人员的正确意见,又要进行中肯的分析。三是要通过讨论决定实施方案。

(2)病案书写质量现场控制:病案是记录患者治疗经过的档案。它不仅能反映医院的基础医疗质量,也能反映医师的基本素质和能力。由于病案是临床科学研究和鉴定医疗纠纷、事故的重要资料,各医院都非常重视病案的书写质量。目前,医院病案质量管理存在管理时效差、工作效率低,标准难统一等问题。如果患者出院了,即便通过检查发现了病案书写问题,再退回科室进行任何修改,也没有实际意义。

为了改进病历质量管理方法,有的医院实行了病案质量现场三级监控制度。这是一种以医师自我监控为主、上级医师查房审核把关为辅、机关值班人员抽查督促的现场管理方法。强化医师的病案质量意识,提高自控能力、强化责任心,加强对进修轮转人员带教、指导;把病案质量管理重点由终末提前到对在院病历的严格管理。

(五)病例分型实时控制

1.病例分型实时控制概念

所谓病例实时控制是指利用信息反馈系统,对患者住院过程中诊疗、消费情况进行跟踪、预测。引导并提示医师密切关注病情,依据病例分型质量费用参考值,及时修订诊疗计划,使患者得到妥善处理。

2.病例分型实时控制方法

(1)对住院患者诊疗全过程的信息进行随时收集、综合分析、及时反馈。

(2)依据医师每天采集的患者信息,由计算机按“四型三线”分型法,对每个病例进行分型，及时提供给医师参考。

(3)住院期间变更的分型结果，保留记录，以便医师日后参考分析，总结经验，规范诊疗行为。

(4)依据住院病例诊断、分型及日均费用，提示医疗费、药费、检查费、治疗费标准参考值，引导医师采取适宜技术并及时修改诊疗计划。

(5)依据每个住院病例的诊断和病情变化，提示标准住院日参考值，引导医师提高工作效率。

(6)患者病情变化应处于医院各级医师的密切观察之中，引导各级医师提高三级检诊质量。

(7)各级医师的诊疗工作质量处于各级管理人员密切关注之下，引导各级管理人员及时采取质控措施，提高管理效能。

3.病例分型实时控制条件

实施病例分型实时控制，既要求医护人员和各级管理者更新观念，改变传统的工作模式；同时，又要求医疗机构建立计算机网络化管理系统，健全医师工作站。

(1)领导重视是医院信息网络建设的关键。

(2)医院要建立计算机网络化管理系统。没有计算机网络基础设施，就不可能实施病例实时控制。

(3)保持医师工作站和护士工作站的正常运转。

(4)建立电子病历，病历首页由医师在工作站及时填写。

(5)医师诊断要按国际疾病编码统一规范。我国实行国际疾病编码已有多年，但普及工作仍很不到位，有的单位由病案员填写。因此，医师仍不熟悉编码库使用方法。如果诊断名称不规范，尤其错别字很多，计算机就很难为医师提供帮助。

(6)医师要适应新的工作程序，要改变传统的工作模式。医师必须及时填写病历首页，不能等到患者出院时再填写。

(7)实行病例分型管理，需要医护人员积极配合。

(8)应用病例分型管理软件。

(9)建立新的质量管理组织和实行新的质控程序。

(10)20个以上终端站点的医院要配置专门服务器。

4.病例分型动态管理工作流程

病例分型动态管理是病例分型质量管理的高级阶段。主要根据病例在入院过程中病情的动态变化，进行实时分型。侧重用于指导和规范医疗行为，加强医疗质量环节管理。其基本条件是医院建立了计算机网络化管理系统，建立了医师工作站，医师按ICD-9(或ICD-10)规范诊断描述。医师对患者的诊疗描述及计算机判别分型所需指标，除了从入院病例患者登记系统采集外，还要从医嘱和手术登记系统采集。医院信息系统(HIS)的数据库能够随时汇总、结算、登录患者信息，可以实现当日或前一天有关信息的实时提示。系统程序每天清晨3～4点自动到HIS网络服务器中读取数据，然后进行分析判定，早晨8点向医师工作站提示住院患者的病例分型和各项费用发生情况，并依据系统提供的参考数据和上限控制值作出分析和提示。如果患者住院期间发生病情变化，有关记录被汇总到服务器中，病例分型可提示患者病情变化情况，并提示医师应进行总结分析、吸取经验。如果经过治疗，病情趋于好转，分型不会改变。因为医疗消费参照的标准，是以患者住院期间主病和消费最高的分型标准额度进行评估的。实时跟踪提示管理，可由计算机替代管理专家完成住院病例质量费用监控管理任务，能提供查询患者的信息，分析医师的行为，进行综合判断。系统提供的有关病种病例分型的各项医疗费用标准、参考数据和上限控制值，可提示医师根据患者病情变化修改诊疗方案。目前，国内数家医院已开始启用病例分型实时控制管理，取得了很好的管理效果。

二、病例分型质量引导

医院管理者要学会用现代化的管理理念，充分发挥医护人员的知识潜能和无限的创造力。这是知识经济时代对管理者的素质和职责提出的新的更高的标准和要求。

(一)引导新理念

21世纪的管理方式＝对人的管理(引导)＋数字化管理(激励)

病例分型质量管理提出了引导与控制相结合的管理方式。相对于过去的环节质量管理和终末质量管理，它赋予了新的管理思想和管理方式。

计算机对医师的提示作为引导和计算机对管理人员的提示作为控制，这种应用计算机技术和先进的管理思想开发的管理软件，已经在医院质量管理和费用控制方面发挥了以往难以达到的管理效能。

医院管理者掌握全院的动态和各科室的情况，如全院患者、重危患者、医疗费用、病种费用等，只需要打开计算机，一切都一目了然。院长可以集中更多的精力，对这些数据进行综合分析，审慎科学地作出新的决策。机关质控人员不用

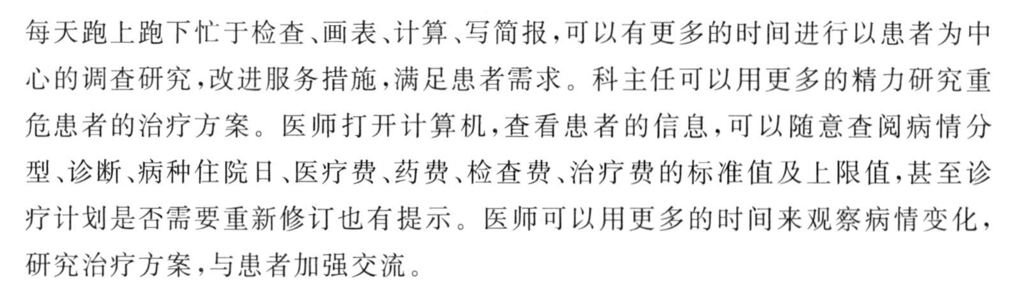
每天跑上跑下忙于检查、画表、计算、写简报，可以有更多的时间进行以患者为中心的调查研究，改进服务措施，满足患者需求。科主任可以用更多的精力研究重危患者的治疗方案。医师打开计算机，查看患者的信息，可以随意查阅病情分型、诊断、病种住院日、医疗费、药费、检查费、治疗费的标准值及上限值，甚至诊疗计划是否需要重新修订也有提示。医师可以用更多的时间来观察病情变化，研究治疗方案，与患者加强交流。

(二)病例分型质量引导方法

1.引导方法

提高群体质量意识；对发现的质量问题要进行筛选；评价不必面面俱到，要有侧重点；不要批评，要提醒；要准确找到出现问题的原因；改变查病历的目的，不是找问题，主要了解写病历的人；领导抽阅病历，比巡视还重要；试用换位的方法理解别人；用排序表述医师的工作数质量；尽量采用计算机管理技术。

2.控制方法

质量控制的方法很多，如果尝试一下提出的几点小经验，也许会产生更好的效果：生动的有实例的质量教育；找出带有倾向性的问题；对主要问题要力求引起重视；抓住了苗头，可以防患于未然；批评和处罚是管理不到位的结果，其责任在领导；找到了原因，就找出了控制的方法；要了解医师，看他如何与患者交流；巡视让医师看见你，查病历使你看到医师；当医师知道院长可能查阅病历时，他会用病历来展示自己；用对比分析的方法，剔除你已经得到答案的问题；不必试图找到典型，想办法调动大多数人的积极性；用计算机当帮手，相信自己的调查，不在别人的汇报上做文章。

(三)病例分型的病情提示作用

病例分型质量管理可以直接或间接地提示医师注意病情的变化。其提示方式：一是在强化病例分型质量管理后，在医师思维分析中形成病例病情划分基本概念的提示；二是在计算机搜集住院病例的信息并进行综合分析后，对医师进行病例分型的实时提示。如果医师认为计算机提示结果与患者实际情况存在差异，应立即对医疗措施进行检讨和修正。如果病情由重变轻，计算机并不会转变对重病的提示。但医师可以通过提示，与临床情况对比，考虑病例病情好转后，应该如何调整恢复期治疗的各种医疗措施，这对适时降低医疗成本有帮助和具有指导意义。

(四)病例分型质量费用超限原因提示

(1)住院日超限原因(可以多项选择)：①发生医院感染；②出现并发症；③治

疗效果不佳；④病情加重；⑤患者或家属要求；⑥等待手术时间长；⑦等待检查项目或结果；⑧其他原因。

(2)医疗费超限原因(可多项选择)：①发生医院感染；②出现并发症；③应用进口药品；④病情加重；⑤有重复检查项目；⑥采用新的治疗方法；⑦采用介入治疗；⑧应用进口消耗器材；⑨住院时间长；⑩在ICU或CCU病房超过1周。

(3)药费超限原因(可多项选择)：①抗生素超过3种以上；②一线抗生素耐药；③应用合资和进口药品；④出院带药超过1周的量；⑤用自费药；⑥未做细菌药敏试验；⑦应用贵重药品；⑧有每次用量超过百元的药品；⑨用白蛋白等血液制品；⑩其他原因。

(4)检查费超限原因(可多项选择)：①CT检查2次以上；②同部位彩超2次以上；③有超过500元/次的检查项目；④有重复做5次以上的检查项目；⑤因病情需要做特殊检查；⑥用进口仪器设备检查；⑦血生化检查超过3次；⑧进行床旁监护；⑨其他原因；

(5)治疗费超限原因(可多项选择)：①发生医院内感染；②出现并发症；③采用新的治疗技术手段；④做血液透析治疗；⑤做脏器或骨髓移植手术；⑥输血量超过400 mL；⑦消耗性器材或一次性物品较多；⑧手术超过3次；⑨采用介入治疗；⑩住在ICU或CCU病房。

(五)病例分型质量引导管理实例

病例分型实时控制系统，为医师诊疗提供帮助，引导提示方法如下。

(1)根据医师对患者的主要诊断及该病例的分型，提示患者住院当天医疗费发生额及药费、治疗费、检查费发生额；同时提示标准值和上限指标，如果某项费用已经超过上限，即予以提示。

(2)根据上限住院日预测患者在治疗方案不变的情况下，各项费用是否会超限，并予以提示。

(3)根据各型病例临床诊疗环节，对应该注意的问题进行提示。

(4)对各项费用超限原因进行提示分析。

费用预测：按住院日上限值测算，该病例医疗费、检查费将会超限，需根据患者的病情，及时调整诊疗计划。预测提示：目前该病例分型是复杂疑难型，请注意以下几点。医师是否向上级报告患者情况；三级检诊是否完成；该患者是否需要会诊；注意按常规要求下医嘱；检查护理等级是否需要修改；需要做的检查项目做了没有；注意患者饮食；请拟订诊疗计划并提请主治医师审签。

费用预测：按住院日上限值测算，该病例医疗费、药费、检查费将会超限，需根据患者的病情，及时调整诊疗计划。预测提示：目前该病例分型是单纯普通型，如果认为不妥，可检查是否正确填写首页入院情况；诊断有无遗漏；护理等级是否符合病情需要；确实不需要紧急处理。

费用预测：按住院日上限值测算，该病例医疗费、检查费将会超限，需根据患者的病情，及时调整诊疗计划。预测提示：目前该病例分型是复杂疑难型，应注意以下几点。医师是否向上级报告患者情况；三级检诊是否完成；该患者是否需要会诊；注意按常规要求下医嘱；检查护理等级是否需要修改；需要做的检查项目做了没有；写术前小结并与患者家属谈话；提交术前讨论申请；注意患者饮食；拟订诊疗计划并提交主治医师审签。

费用预测：按住院日上限值测算，该病例医疗费、药费、检查费将会超限，需根据患者的病情，及时调整诊疗计划。预测提示：目前该病例分型是单纯急症型，如果您认为不妥，可检查：正确填写病案首页入院情况；诊断有无遗漏；对患者采取的紧急处理措施是否记入病程。

费用预测：按住院日上限值测算，该病例治疗费将会超限，需根据患者的病情及时调整诊疗计划。预测提示：请注意该病例分型是复杂危重型，提请您注意以下几点。患者住院 24 小时内是否请上级医师会诊；主任查房记录是否完成；上级医师的指示是否落实；制订抢救计划并交上级医师审签；是否有下一级或特级护理；是否向患者家属交代了病情；是否下达病危通知；是否要将患者转入监护病房；如有出血倾向请及时查血型；各项抢救措施都准备好；注意患者的血压、呼吸、脉搏及生命体征。

三、病例分型质量评价

（一）病例分型系统结构

病例分型系统结构评价体系的发展，经历了一个从单纯到复合、从片面到全面、从复杂到简明的不断完善的过程。它结合各种先进的管理方法和手段设立医疗质量评价指标体系，对加强医院质量管理、促进医院技术建设有十分重要的意义。

（1）病例分型管理系统结构。该结构分为 3 个层次：一是全部住院病例按住院时的病情分型；二是对各型病例实行质量、效率、费用指标控制限管理；三是以病例单元为基础对全部住院病例实行质量、效率、效益综合评价。

（2）病例分型系统结构项目内容。病例质量和效率指标包括初确诊符合率、三日确诊率、治愈率、好转率、病种病例分型住院日标准范围；病例费用成本指标包括：病种病例分型药费参考值和上限值、病种病例分型医疗费标准值和上限值。

(3)对医疗费用的控制方法有两种。一是通过与同病种同型病例医疗费和药费上限值比较是否超限，计算机提示出超限病例的病案号、分型、诊断、转归及医师姓名；二是通过单元病例综合质量评分，提示病例质量费用控制情况，对医疗费用的评价纳入缺陷管理。

(4)由于每个住院病例均进行质量费用评定，因此对医师、科室及医院病例质量都可进行分解评价和综合评定，有利于医院实行层级科学管理。

(二)病例分型质量评价条件与依据

病例分型质量评价是以病例单元为质量评价基础的。病例单元质量的组合，构成了医疗单位的质量，如每个医师诊治的病例质量综合起来分析，就体现了医师的医疗工作质量；每个科室出院病例的质量综合评价结果就体现了科室的医疗工作质量；全院某个时间段出院病例的综合质量评价结果就是全院病例医疗质量的体现。

1.病例单元质量评定的概念

对每个病例进行全过程的医疗质量监控，即为病例单元质量评定。病例单元质量评定是医疗质量评价的基础。但在实际工作中要真正实现医疗质量新概念所要求的规范化的病例单元质量评定，其难度是很大的。对每一个住院病例进行质量检评，需要实现计算机网络化管理。目前，有些医院聘请高年资医师，对出院病历进行逐项检查，发现出院病例诊断、治疗过程中的一些问题，采取扣分的方法，对病历书写质量作出评定，这对促进医师提高诊疗质量是有积极意义的。但这种方法不能替代真正意义的病例单元质量评定。

2.病例分型质量评定的基本条件

(1)科学进行病例分型：病例病情的复杂性对病例的转归、医疗消耗成本的核算、技术投入的评估影响很大。所以对病例的病情要进行科学划分，这是病例分型管理中病例质量单元评价的第一步，也是非常重要的一步。

(2)要筛选评价项目：围绕病例单元质量，需要评价的内容很多。比如病情的评价、治疗质量的评价、治疗效果的评价、医疗效率的评价、质量影响因素的评价、技术效益比的评价、综合质量的评价等。如何从不同的角度来评价病例质量，综合反映出医疗提供者或医疗单位的整体医疗质量，这是科学筛选评价项目的目的。这些项目既要避免单项指标评价的片面性，又要避免因为面面俱到缺乏综合对比性。因此，病例单元质量评价指标的筛选很重要。

（3）构建评价模型：要实现管理目标，就要建立质量评价体系。从评价病例单元质量入手，设计和构建病例分型的评价体系，既要充分体现了病例单元质量的管理特点，又要突出了评价管理对象的主要目的。这就是构建病例质量评价模型的基本原则。

（4）建立评价标准：标准是衡量质量的尺度。制定病例分型质量评价标准既有利于受控对象参照执行和行为纠偏，又有利于管理者对既定目标的偏离度进行校正。标准要切合实际，定标准也不能一劳永逸，要不断地根据实际情况进行修正，保证标准的先进性、科学性和可参照性。

（5）完善基础设施：病例分型质量评价要尽可能地建立在计算机网络化管理的基础环境中，这样才能使大量的病例信息被充分利用，使病例质量更客观、充实地加以体现。在网络环境中还可以实现病例质量的实时控制和管理评价，这是提高病例质量管理水平的重要步骤和基础条件。网络环境还可以使复杂的资料搜集和统计分析工作变得简单易行。它不仅大大减轻了管理工作的负担，而且还提高了管理功效。

3.病例分型质量评价的依据

（1）依据上级对医院质量考评的要求：卫生行政管理部门明确了的病例医疗质量检查考评的指标，医院要对指标数据的真实性进行认真的把关，并将这些指标的采集、评价列为医院经常讲评的内容，力争达标。

（2）依据医院制定的明确的质量管理目标：如果医院病例质量目标已经确定，要围绕目标选择病例质量评价指标。首先要考虑数据采集的方式，如果医院实现计算机联网，就要尽量从网上下载指标数据，避免手工统计可能出现的误差。如果医院没有实现计算机联网，应该选择基础资料来源比较可靠的指标。另外，选择指标时要注意指标的导向性和相互制约性。比如选择床位使用率，同时要选择床位周转次数；选择了床位周转次数，要注意选择住院患者危重病例率；选择了危重病例率，还要选择抢救成功率等。如果不注意选用指标的导向和相互制约作用，可能会误导科室片面追求某项指标。

（3）依据医院亟须解决的病例质量问题：医院在某个时期可能存在一些带有倾向性的病例医疗质量问题，如压床患者多，就要强调床位周转次数；如果医院外科病房待手术时间长，就要把手术待床日作为重点考评指标等。但选择指标不宜频繁更换，最短不要少于1年。因为频繁的更换指标会使医护人员的指标意识淡漠，同时也不能有效地发挥指标的管理导向作用。

(三)病例分型质量评价原则

1.设定评价指标原则

(1)科学:每一项指标的设立都应建立在充分调研基础上,并对调研的数据进行周密、细致的统计分析,使指标具有较强的科学性。

(2)灵敏:指标的评价效果要灵敏。指标值应有一定的波动范围。如果一个指标值在各医疗单位无论医疗工作是否顺利,它的变化都不大,则该指标在评价中所起的作用就很小。

(3)实用:指标在实际应用中应力求简明,可操作性强。

(4)独立:选入指标体系的各项指标的含义和用途相互不能代替。要选择反映信息含量大、最能恰当地反映目标工作特点和完成程度的指标,使选入指标体系的各项指标都具有相对独立的信息。

(5)慎重:选择评价指标要十分慎重。因为,卫生行政管理部门组织检查、评比和医院评审,一般都用各项指标来作为衡量各医院医疗工作质量的尺度。医院也将各项指标值与目标考评、奖金发放、评选先进进行挂钩,使指标的导向性增强。

2.质量评价原则

病例分型质量评价原则是实行自我规范管理原则和数据评价原则,即将病例单元的质量信息经过搜集和数据加工处理,反馈给受控对象,由受控对象进行自我规范管理。病例分型管理数据评价与传统指标评价的不同点在于,前者是以病例单元为质量单元,后者是以项目为质量单元。前者评价的结果更有说服力,后者评价结果相对比较笼统。

(四)病例分型质量评价标准

1.病例分型质量评价标准值设立原则

在以往的医疗质量评价指标体系中,对各指标均明确规定有相应的标准值,这在理论上对加强医疗安全、提高医疗质量有较好的促进作用。但由于医疗单位客观环境条件差异较大,往往使指标的标准值不能适用于某些医院。因此,有人认为:对指标不设标准值,以各指标值的最小值、最大值、均数或百分位数作为参照值,用收容病例病情危重率校正系数进行校正后,对各医院的医疗终末质量进行对比或排序,该参照值随时间的推移和各医院医疗终末质量的变化而相应变动。这比常年不变的标准值,更适合于医疗单位质量管理实践。

2.病例质量评价指标筛选方法

(1)专家评估法。

（2）基本统计量法：通过对各指标一些基本统计量来判定指标是否有评价的意义及区别能力。

（3）聚类分析法：在指标分类的基础上，从每一类具有相近性质的多个指标中选择典型指标，以典型指标来替代原来的多个指标，可以减少评价指标间重复信息及其对医疗质量评价的影响。

（4）主成分分析法：从指标的代表性角度挑选指标。即将原来众多相关的指标，转化为少数相互独立的因子（即主成分），并保留大部分信息的方法。主成分分析的主导思想与聚类分析法基本一致，都是为了达到既减少评价指标的数目，又尽量不损失或少损失原指标所含信息。它们的区别在于聚类分析是通过典型指标来代替同类其他指标，而主成分分析是通过合成新的综合指标（即主成分）来代替原先多个指标。

（5）“变异系数”（CV）法：变异系数法是从指标的敏感性角度挑选指标。指标的 CV 太小，用于评价时区别力就差；CV 太大，意味着∑极端值存在。因此，在子系统中挑选介于 CV 最小与最大之间的指标作为评价指标。

3.病例分型医疗质量指标项目的确立

医疗机构对社会人群提供医疗服务的总体质量指标包括医疗技术质量的医疗统计指标；医疗服务工作效率的统计指标；医疗费用合理性的医疗经济指标；反映整体服务质量的满意度指标。医院常用的医疗质量指标包括终末质量指标和环节质量指标。

（1）环节质量指标（16 项）：三级规范化查房率、新入院患者医疗文书及时完成率、死亡病例7 天内讨论率、医院感染发生率、大型择期手术术前讨论率、麻醉医师术前术后访视率、会诊及时率、主刀（一助）医师术前谈话率、输血及特殊诊疗告知率、报病危后主任医师（含科主任）24 小时内查房率、特护和一级护理重症监护合格率、急救物品完好率、消毒隔离合格率、医护基本技能考核合格率、疑难病例讨论率、择期手术术前小结率、辅诊报告及时率。

（2）终末质量指标（55 项）：收容人数、门诊总人数、急诊总人数、治愈率、急诊抢救脱险率、无菌手术切口甲级愈合率、同种疾病 7 天内重复住院率、24 小时内重复手术率、出院患者对医护质量平均满意度、危重病例构成比、手术台周转次数、临床确诊与病理诊断符合率、门诊诊断与出院诊断符合率、放射诊断与术后诊断符合率、入院 7 天确诊率、住院患者平均确诊天数、住院患者门诊待诊率、治愈好转率、住院患者抢救成功率、治愈者平均住院天数、手术并发症发生率、无菌手术切口感染率、甲级病案率、医疗事故起数、尸检率、专家门诊就诊人次数、急诊手术人次数、每百床日手术人数、手术室医护人员与手术次数比、门诊医护人员与门诊患者人数比、急诊医护人员与急诊患者人数比、门诊手术人次数、择期手术后7天内死亡率、住院患者死亡率、住院产妇死亡率、住院活产新生儿死亡率、重症监护、特护、一级护理患者占住院患者比例、医疗保险住院患者药品费用占医疗费用构成比、医疗保险住院患者人均费用、住院患者药费占医疗费用构成比、住院患者治疗费占医疗费用构成比、住院患者检查费占医疗费用构成比、处方合格率、医院感染漏报率、年投诉发生次数、年信访发生次数、信访及时处置率、年信访反映问题次数占出院人数百分比、多环节责任事故发生数、人均护理处置人数、护理事故差错、入院后压疮发生数。

4.病例分型质量分级标准

应用病例分型质量特性包罗模型评价法的公式计算病例质量，并以P值作为表达，病例质量的分级标准如下："优级"为代用值96以上；"良级"为代用值90～95.9；"中级"(达标)为代用值77～89.9；"低级"为代用值60～76.9；"劣级"为代用值60以下；"事故"为代用值0。

病例优良率＝(优级＋良级)病例数/总病例数×100%

中级病例率＝中级病例/病例总数×100%

中级可以用"达标"，劣级可以用"未达标"替代。

5.病例分型费用参考值设定

(1)病例质量费用参考值调整的原则：用数据引导是病例分型管理的原则。医疗机构可以参照本单位的历史数据，经过适当调整，作为病例质量费用参考值。①依据当地卫生管理部门颁布的"总量控制，结构调整"目标值。②依据当地经济增长率综合指数。③依据本单位前3年年度平均增长率。④依据病种费用实际发生值的偏态情况和价格增长因素。⑤依照医院等级评审标准内提出的各项指标值。

(2)医疗费用参考值：①医药总费用参考值为上年同型病例医药费用中位数乘以调节系数；医药总费用上限值为同型病例上四分位数乘以调节系数；医药总费用下限值为同型病例下四分位数乘以调节系数。②药费参考值为上年同型病例药费中位数乘以调节系数；药费上限值为同型病例药费上四分位数乘以调节系数；药费下限值为同型病例药费下四分位数乘以调节系数。③检查费参考值为上年同型病例检查费中位数乘以调节系数；检查费上限值为同型病例检查费上四分位数乘以调节系数；检查费下限值为同型病例检查费下四分位数乘以调节系数。④治疗费参考值为上年同型病例治疗费中位数乘以调节系数；治疗费上限值为同型病例治疗费上四分位数乘以调节系数;治疗费下限值为同型病例治疗费下四分位数乘以调节系数。

6.住院日参考值

住院日参考值为上年同型病例住院日中位数值;住院日上限值为同型病例上四分位数值;住院日下限值为同型病例下四分位数值。住院日参考值不能应用调节系数。同病种同型病例的数据积累越多,住院日指标的参考价值越高,其数据稳定性越好。

第四章

医院感染管理

第一节　手　卫　生

洗手作为一种简单而经济的操作方法，在控制医源性感染和耐药性细菌方面起着重要的作用。保持良好卫生习惯，避免由手造成环境、医疗器具、患者用品等污染，防止直接或间接造成患者或医护人员的感染，是提高医疗质量、保障患者和医护人员安全等工作的一项重要内容。

一、手卫生的定义

手卫生为医护人员洗手、卫生手消毒和外科手消毒的总称。

(一)洗手

医护人员用肥皂(皂液)和流动水洗手，去除手部皮肤污垢、碎屑和部分致病菌的过程。

(二)卫生手消毒

医护人员用速干手消毒剂揉搓双手，以减少手部暂居菌的过程。

(三)外科手消毒

外科手术前医护人员用肥皂(皂液)和流动水洗手，再用手消毒剂清除或者杀灭手部暂居菌和减少常居菌的过程。使用的手消毒剂可具有持续抗菌活性。

二、洗手与卫生手消毒设施

(1)设置流动水洗手设施。

(2)手术部、产房、导管室、层流洁净病房、骨髓移植病房、器官移植病房、重症监护病房、新生儿室、母婴室、血液透析病房、烧伤病房、感染疾病科、口腔科、消毒供应中心等重点部门应配备非接触式洗手设施。有条件的医疗机构在诊疗区域均宜配备非接触式洗手设施。

(3)应配备清洁剂,宜为一次性包装。重复使用的容器应每周清洁与消毒。

(4)应配备干手物品或者设施,避免二次污染。

(5)应配备合格的速干手消毒剂,并符合下列要求:①应符合国家有关规定。②宜使用一次性包装。③医护人员对选用的手消毒剂应有良好的接受性,手消毒剂无异味、无刺激性等。④易挥发的醇类产品开瓶后使用有效期不超过30天;不易挥发的产品开瓶后使用有效期不超过60天。

(6)手卫生设施的设置位置应方便医护人员、患者和陪护人员使用,应有醒目、正确的洗手卫生标识,包括洗手流程图或洗手图示等。

三、手卫生应遵循的原则

(一)基本要求

(1)手部指甲长度不应超过指尖。

(2)手部不应戴戒指等装饰物。

(3)手部不应戴人工指甲、涂抹指甲油等指甲装饰物。

(二)洗手、卫生手消毒应遵循的原则

(1)当手部有血液或其他体液等肉眼可见的污染时,应用肥皂(皂液)和流动水洗手。

(2)手部没有肉眼可见污染时,宜使用速干手消毒剂消毒双手代替洗手。

(3)接触患者的血液、体液、分泌物、排泄物及被传染性致病微生物污染的物品后,或直接为传染病患者进行检查、治疗、护理或处理传染患者污物之后,应先洗手,然后进行卫生手消毒。

四、洗手指征

(1)直接接触每个患者前后,从同一患者身体的污染部位移动到清洁部位时。

(2)接触患者黏膜、破损皮肤或伤口前后,接触患者的血液、体液、分泌物、排泄物、伤口敷料等之后。

(3)穿脱隔离衣前后,摘手套后。

(4)进行无菌操作、接触清洁、无菌物品之前。

(5)接触患者周围环境及物品后。

(6)处理药物或配餐前。

五、洗手方法

(1)在流动水下,使双手充分淋湿。

(2)取适量肥皂(皂液),均匀涂抹至整个手掌、手背、手指和指缝。

(3)认真揉搓双手至少15秒,应注意清洗双手所有皮肤,包括指背、指尖和指缝,按六步洗手步骤认真揉搓,具体揉搓步骤如下(图4-1):①掌心相对,手指并拢,相互揉搓。②手心对手背沿指缝相互揉搓,交换进行。③掌心相对,双手交叉指缝相互揉搓。④弯曲手指使关节在另一手掌心旋转揉搓,交换进行。⑤右手握住左手大拇指旋转揉搓,交换进行。⑥将5个手指尖并拢放在另一手掌心旋转揉搓,交换进行。

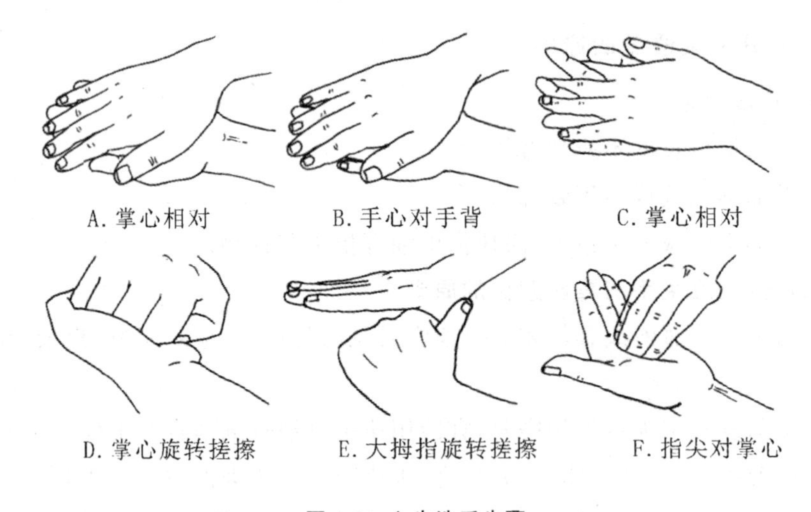

图4-1　六步洗手步骤

(4)在流动水下彻底冲净双手,擦干,取适量护手液护肤。

(5)如为手拧式水龙头,则应采用防止手部再污染的方法关闭水龙头。

六、卫生手消毒方法

医护人员卫生手消毒应遵循以下方法。

(1)取适量的速干手消毒剂于掌心。

(2)严格按照六步洗手法的揉搓步骤进行揉搓,持续时间1分钟。

(3)揉搓时保证手消毒剂完全覆盖手部皮肤,直至手部干燥。

七、外科手消毒方法

应遵循先洗手后消毒的原则,不同患者手术之间、手套破损或手被污染时、术中更换手术衣时应重新进行外科手消毒。方法如下。

(1)修剪指甲,挫平甲缘,清除指甲下的污垢。

(2)流动水下冲洗双手、前臂和上臂下 1/3。

(3)取适量的皂液或其他清洗剂按六步洗手法清洗双手、前臂和上臂下1/3,用无菌巾擦干。

(4)取适量的手消毒剂按六步洗手法揉搓双手、前臂和上臂下 1/3,至消毒剂干燥。

第二节　医疗用品管理

一、概念

(1)清洁:去除物体表面的有机物、无机物和可见污染物的过程。

(2)清洗:去除诊疗器械、器具和物品上污物的全过程,流程包括冲洗、洗涤、漂洗和终末漂洗。

(3)消毒:清除或杀灭传播媒介上病原微生物,使其达到无害化的处理。

(4)灭菌:杀灭或清除医疗器械、器具和物品上一切微生物的处理。

二、消毒灭菌作用水平及方法

根据消毒因子的适当剂量(浓度)或强度和作用时间对微生物的杀灭能力,可将其分为 4 个作用水平的消毒方法。

(一)灭菌法

可杀灭一切微生物(包括细菌芽孢)达到保证灭菌水平的方法。耐高温、耐湿的物品和器材首选高压蒸汽灭菌法或干热灭菌。怕热、忌湿物品和器材,应选择低温灭菌法消毒灭菌。

(二)高水平消毒

杀灭一切细菌繁殖体包括分枝杆菌、病毒、真菌及其孢子和绝大多数细菌芽孢,达到高水平消毒的方法。

(1)物理方法:热力、电离辐射、微波、紫外线等。

(2)化学方法:含氯消毒剂、戊二醛、过氧乙酸、臭氧、过氧化氢等。

(三)中水平消毒

杀灭除细菌芽孢以外的各种病原微生物,包括分枝杆菌,达到消毒要求的方法。

(1)物理方法:超声波。

(2)化学方法:碘类、醇类、酚类。

(四)低水平消毒

能杀灭细菌繁殖体(分枝杆菌除外)和亲脂病毒,达到消毒要求的方法。

(1)物理方法:通风换气、冲洗。

(2)化学方法:单链季铵盐类(苯扎溴铵等)、双胍类、中药消毒剂及金属离子消毒剂等。

三、医疗用品危险度分类及管理

根据物品污染后导致感染的风险高低及在患者使用之前的消毒和灭菌要求而进行医疗物品危险度分类。

(一)高度危险性物品

进入人体无菌组织、器官、脉管系统,或有无菌体液从中流过的物品或接触破损皮肤、破损黏膜的物品。如手术器材、穿刺针、腹腔镜、心脏导管、植入物、活检钳、输液(血)器材、注射药物和液体、透析器、血制品、导尿管、膀胱镜等采用灭菌方法,达到灭菌水平。

(二)中度危险性物品

与完整黏膜相接触,而不进入人体无菌组织、器官和血流,也不接触破损皮肤、破损黏膜的物品。如呼吸机管道、胃肠道内镜、麻醉机管道、肛门直肠压力测量导管等。可选用中水平消毒法。但消毒要求并不相同,如气管镜、喉镜、口表、肛表、压舌板等必须达到高水平消毒。

(三)低度危险性物品

与完整皮肤接触而不与黏膜接触的器材。如毛巾、脸盆、便器、痰盂(杯)、地面;餐具、茶具;墙面、床旁桌、病床及围栏、床面、被褥;听诊器、血压计袖带等。可用低水平消毒法或只作一般清洁处理,仅在特殊情况下,才需做特殊的消毒要求。

四、无菌物品管理和使用要求

(一)无菌物品管理要求

(1)无菌物品存放间应保持环境清洁,有独立的储备空间,温度≤24 ℃,相对湿度≤70％。

（2）无菌物品应分类放置，固定位置，标识清楚。

（3）无菌物品存放柜应距地面高度≥20 cm，距离墙≥5 cm，距离天花板≥50 cm。

（4）接触无菌物品前应洗手或手消毒。

（5）无菌物品存放有效期：储存环境的室温低于 24 ℃，且湿度低于 70％时，使用纺织品包装的无菌物品有效期宜为 14 天，未达到此标准时，有效期宜为 7 天。医用一次性纸袋包装的无菌物品，有效期宜为 1 个月；使用一次性医用皱纹纸、一次性纸塑袋、医用无纺布、硬质容器包装的无菌物品，有效期宜为 6 个月。

（6）无菌物品应遵循先进先出的使用原则。

（二）无菌物品使用要求

（1）无菌物品按灭菌日期依次放入专柜，过期应重新进入标准清洗、消毒、灭菌程序。

（2）无菌物品必须一人一用一灭菌。

（3）无菌持物钳在干燥的无菌持物钳罐内保存，每 4 小时更换 1 次，或采用一次性单包装镊子备用；无菌干燥敷料罐、无菌治疗巾包、器械盒开启后应注明开启时间，并在 24 小时内更换，进行消毒灭菌。如内置消毒液的无菌敷料罐（乙醇棉球、碘伏棉球）应每周消毒 2 次。

（4）抽吸的药液（放置在无菌环境下）及配制好的静脉输注用无菌液体，超过 2 小时后不得使用。启封抽吸的各种溶媒超过 24 小时不得使用，宜采用小包装。

（5）一次性小包装的皮肤消毒剂应写明开启日期或失效日期，有效期 1 周，使用后立即加盖，保持密闭；重复使用的盛放消毒剂的容器，应每周清洁、消毒 1 次，并达到相应的消毒与灭菌水平。对于性能不稳定的消毒剂如含氯消毒剂，配制后使用时间不应超过 24 小时。

（6）无菌棉签宜使用小包装。打开小包装后注明开启时间，不得超过 4 小时。

（7）任何种类的无菌物品及化学消毒剂均在有效期内使用。

（8）一次性物品必须一次性使用，不得复用。

五、重复使用后的诊疗器械、器具及物品处理管理要求

（1）病房使用后的器械、器具及物品不得在病区内清点。无明显污染的器

械、器具及物品直接置于封闭的容器中，对沾染血液、脓液及污染严重的器械，使用者立即进行初步冲洗处理并密闭放置。不能及时回收者应采用多酶或保湿清洗液（按厂家说明书要求配制）喷洒在器械表面并放置密闭容器中，防止干燥，由消毒供应中心集中回收处理。

（2）被朊病毒、气性坏疽、破伤风及突发原因不明的传染病病原体污染的可重复使用的诊疗器械、器具和物品，应使用双层黄色医疗废物包装袋封闭包装并标明感染性疾病的名称，由消毒供应中心单独回收处理。原因不明的传染病病原体污染的手术器械、器具与物品其消毒的原则为：在传播途径不明时，应按照多种传播途径确定消毒的范围和物品；按病原体所属类别中抵抗力最强的微生物，确定消毒的剂量（可按杀灭芽孢的剂量或浓度确定，如含有效氯 2 000～5 000 mg/L的消毒液浸泡 30 分钟可杀灭细菌芽孢）；医护人员做好职业防护。

（3）氧气吸入装置及湿化瓶处置：①湿化液应采用新制备的冷开水/新制备的蒸馏水，24 小时更换 1 次，储存容器每周消毒 1 次。②采用鼻导管持续吸氧患者应每天更换鼻导管 1 次，鼻塞导管吸氧患者每3 天更换 1 次。③非一次性湿化瓶清洗干净后，首选湿热消毒或采用含有效氯 500 mg/L 的消毒液浸泡 30 分钟，用新制备的白开水或无菌水冲净晾干备用，每周消毒 2 次。如停止吸氧时应及时消毒，干燥保存。一次性湿化瓶每 3 天更换 1 次并注明更换时间。④连续使用面罩吸氧，吸氧面罩每天更换 1 次。

（4）超声雾化器具处置：面罩与螺纹管一人一用一消毒，用后清洗干净，首选湿热消毒，化学消毒可选用含有效氯 500 mg/L 的消毒液浸泡 30 分钟（感染患者应采用含有效氯 1 000 mg/L 的消毒液），清水洗净晾干，清洁保存备用；或使用 75％乙醇作用 5 分钟，晾干清洁保存备用。氧气雾化器药杯专人专用，用后清洗干净，干燥保存。

（5）简易呼吸器用后处理：简易呼吸器使用后可放至盒内，送消毒供应中心处理。无条件者可在病房处置室处理，其方法如下：操作者戴一次性手套在流动水下冲净分泌物，松解各部件，并充分浸泡于含有效氯 500～1 000 mg/L 的消毒液中 30 分钟，取出后在流动水下反复冲洗；储氧袋采用含有效氯 500～1 000 mg/L 的消毒液擦拭消毒，然后在流动水下冲净，各部件均干燥后保存于清洁盒内。

（6）吸引器瓶用后处理：用后冲洗干净，浸泡于含有效氯 500～1 000 mg/L 的消毒液中 30 分钟，取出后在流动水下反复冲洗，干燥备用。

（7）体温计消毒及检查方法：体温计应一人一用，用后消毒。凡接触黏膜的口表、肛表应采用高水平消毒，用后浸泡于含有效氯 1 000～1 500 mg/L 的消毒液中 30 分钟，取出后在流动水下反复冲洗，干燥备用；腋下使用的体温计只接触皮肤可采用中水平消毒，用后完全浸泡于 75%酒精中 30 分钟，取出后干燥备用。乙醇应每周更换 1 次，容器每周清洁、消毒 1 次。

在使用新的体温计前及每周消毒体温计后，应校对其准确性，其方法为将全部体温计甩至 35 ℃以下，于同一时间放入已测好的 35～40 ℃的水中，3 分钟后取出检视，凡误差在 0.2 ℃以上或玻璃管有裂痕者，不能再使用；合格的体温计干燥后放入容器内备用。体温计数量较多时应分批次检查，保证检查的准确性。

(8)止血带应保持洁净，每天用后集中清洁处置，干燥保存。必须给隔离患者专用，每次用后采用含有效氯 1 000 mg/L 的消毒液浸泡 30 分钟后用清水冲净晾干，干燥保存。

(9)接触完整皮肤的医疗器械、器具及物品，如听诊器、监护仪导联、血压计袖带等，应保持清洁，被污染时应及时清洁与消毒。隔离患者必须专用，出院或转科后采用含有效氯 1 000 mg/L 的消毒液浸泡 30 分钟，清水洗后晾干。

(10)治疗车上物品应摆放有序，上层放置清洁与无菌物品，下层放置使用后物品；治疗车应配备速干手消毒剂，每天进行清洁与消毒，遇污染随时进行清洁与消毒。

(11)床单位的消毒要求：①患者住院期间地面及床单位的床体、床旁桌、床旁椅(凳)等表面无明显污染时，每天采用湿式清洁；当受到血液、体液等明显污染时，先用吸湿材料去除可见污染物，再清洁和消毒。出院时进行终末消毒，消毒方法采用含有效氯 500 mg/L 的消毒液或季铵盐类物体表面消毒剂擦拭，并用床单位消毒器进行消毒。感染高风险的部门，如重症监护病房、新生儿室、血液净化病房、产房、手术部等，地面与物体表面应保持清洁、干燥，每天进行消毒，遇明显污染物时随时去污、清洁与消毒。地面采用含有效氯 500 mg/L 的消毒液擦拭，作用 30 分钟。物体表面消毒方法和地面或采用 1 000～2 000 mg/L 季铵盐类消毒液擦拭。使用清洁或消毒布巾擦拭时，不同患者床单位的物品之间应更换布巾。各种擦拭布巾应分区域使用，用后统一清洗消毒，干燥备用。②患者的床上用品如床单、被套、枕套等，应一人一更换；住院时间超过 1 周时应每周更换；遇污染时及时更换。更换后的用品应及时清洗与消毒。③床单位使用的被芯、枕芯、床垫、床褥等每年定期清洗与消毒；遇污染及时更换，清洗与消毒。④病床隔帘根据使用频率每 3～6 个月清洗消毒 1 次，遇污染及时清洗消毒。

(12)患者生活卫生用品清洁与消毒：生活卫生用品如毛巾、面盆、痰盂(杯)、便器、餐饮具等，应保持清洁，个人专用，定期消毒；患者出院、转院或死亡后应对其使用过的生活卫生用品进行终末消毒。有条件的病区污染间可配置便器清洗消毒器。

第三节 医院环境管理

医院环境卫生管理是医院管理的重要部分，其作用是减少或控制污染源的扩散，保障医院患者、工作人员、社会人群免受有害因素的侵袭和影响，保证医院安全。

一、医院环境感染危险度分类及管理

医院内部环境感染危险度分区，应依据是否有患者存在及是否存在潜在的被患者血液、体液、分泌物、排泄物等污染的可能而进行划分，并针对不同环境感染的危险度采取相应的环境清洁卫生等级管理。一般按风险等级划分为低度风险区域、中度风险区域和高度风险区域。不同风险区域相应等级的环境清洁与消毒管理具体要求如下。

(一)低度风险区域

1.环境清洁等级分类

清洁级。

2.定义及范围

基本没有患者或患者只作短暂停留的区域。患者血液、排泄物、分泌物等体液对环境或物表的污染主要以点污染为主。如行政管理部门、图书馆、会议室、病案室等。

3.方式

湿式卫生。

4.频率

1～2 次/天。

5.标准

要求达到区域内环境干净、干燥、无尘、无污垢、无碎屑、无异味等。

（二）中度风险区域

1.环境清洁等级分类

卫生级。

2.定义及范围

有普通患者居住，患者体液、血液、分泌物、排泄物对环境表面存在潜在污染可能性的区域。如普通住院患者、门诊科室、功能检查室等。

3.方式

湿式卫生，可采用清洁剂辅助清洁。

4.频率

2 次/天。

5.标准

要求达到区域内环境表面菌落总数≤10 CFU/cm^2，或自然菌减少一个对数值以上。

（三）高度风险区域

1.环境清洁等级分类

消毒级。

2.定义及范围

有感染或定植患者居住的区域及高度易感患者采取保护性隔离措施的区域，如感染性疾病病房、手术室、产房、重症监护病房、器官移植病房、烧伤科病房、新生儿病房、导管室、腔镜室、血液透析室及普通病房的隔离病房等。

3.方式

湿式卫生，可采用清洁剂辅助清洁；高频接触的环境表面，实施中、低水平消毒。

4.频率

≥2 次/天。

5.标准

要求达到区域内环境表面菌落总数Ⅰ、Ⅱ类环境≤5 CFU/cm^2，Ⅲ、Ⅳ、类环境≤10 CFU/cm^2。

二、医院治疗环境类别及管理

医院治疗环境分为 4 个类别，对不同类别的治疗环境应制订相应的管理方法及卫生学标准，以达到控制管理医院感染的要求。

(一)Ⅰ类环境管理要求

1.Ⅰ类环境

采用空气洁净技术的诊疗场所,分洁净手术部和其他洁净场所。

2.Ⅰ类环境卫生标准

空气平均菌落数空气采样器法检测≤150 CFU/m^3,平板暴露法检测≤4 CFU/(皿·30分钟),物体表面平均菌落数≤5 CFU/cm^2。

3.Ⅰ类环境的空气消毒方法

采用空气净化技术,把手术环境空气中的微生物粒子及微粒总量降到允许水平,达到Ⅳ级及以上洁净度要求。

(二)Ⅱ类环境管理要求

1.Ⅱ类环境

Ⅱ类环境包括非洁净手术室,产房,导管室,血液病病区、烧伤病区等保护性隔离病区,重症监护病区,新生儿室等。

2.Ⅱ类环境卫生标准

要求空气平均菌落数≤4 CFU/(皿·15分钟),物体表面平均菌落数≤5 CFU/cm^2。

3.Ⅱ类环境的空气消毒方法

室内应定时清洁、通风换气,必要时可采用下述空气消毒方法。

(1)循环风紫外线空气消毒器:适用于有人状态下室内空气的消毒。这种消毒器由高强度紫外线灯和过滤系统组成,可有效地杀灭进入消毒器空气中的微生物,并有效地滤除空气中的尘埃粒子。使用方法应遵循产品的使用说明,在规定的空间内正确安装使用。消毒时应关闭门窗,进风口、出风口不应有物品覆盖或遮挡。

(2)静电吸附式空气消毒器:适用于在有人状态下室内空气的净化。这类消毒器采用静电吸附和过滤材料,消除空气中的尘埃和微生物。使用方法应遵循产品的使用说明,在规定的空间内正确安装使用。消毒时应关闭门窗,进风口、出风口不应有物品覆盖或遮挡,消毒器的循环风量(m^3/h)要大于房间体积的8倍以上。

(3)紫外线空气消毒:适用于无人状态下的室内空气消毒。紫外线灯采用悬吊式或移动式直接照射。安装时紫外线灯(30 W紫外线灯,在1 m处的强调应>70 $\mu W/cm^2$)应≥1.5 W/m^3,照射时间≥30分钟,室内温度<20 ℃或>40 ℃时,或相对湿度>60%时,应适当延长照射时间。应保持紫外线灯表面清洁,每周用 75%(体积比)的乙醇纱布擦拭 1 次,发现灯管表面有灰尘、油污应及时清除。

(4)化学消毒方法:①超低容量喷雾法适用于无人状态下的室内空气消毒。将消毒液雾化成 20 μm 以下的微小粒子,在空气中均匀喷雾,使之与空气中微生物颗粒充分接触,以杀灭空气中微生物。采用 3%过氧化氢、5 000 mg/L 过氧乙酸、500 mg/L 二氧化氯等消毒液,按照 20～30 mL/m^3 的用量加入电动超低容量喷雾器中,接通电源,即可进行喷雾消毒。消毒前关好门窗,喷雾时按先上后下、先左后右、由里向外,先表面后空间,循序渐进的顺序依次均匀喷雾。作用时间:过氧化氢、二氧化氯为 30～60 分钟,过氧乙酸为 60 分钟。消毒完毕,打开门窗彻底通风。喷雾时消毒人员应做好个人防护,佩戴防护手套、口罩,必要时戴防毒面具,穿防护服。喷雾前应将室内易腐蚀的仪器设备,如监护仪、显示器等物品盖好。②熏蒸法适用于无人状态下的室内空气消毒。利用化学消毒剂具有的挥发性,在一定空间内通过加热或其他方法使其挥发达到空气消毒。采用 0.5%～1%(5 000～10 000 mg/L)过氧乙酸水溶液(1 g/m^3)或二氧化氯(10～20 mg/m^3)加热蒸发或加激活剂;或采用臭氧(20 mg/m^3)熏蒸消毒。消毒剂用量、消毒时间、操作方法和注意事项等应遵循产品的使用说明。消毒前应关闭门窗,消毒完毕,打开门窗彻底通风。消毒时房间内温度和湿度应适宜,盛放消毒液的容器应耐腐蚀,大小适宜。

(三)Ⅲ类环境管理要求

1.Ⅲ类环境

Ⅲ类环境包括母婴同室,消毒供应中心的检查包装灭菌区和无菌物品存放区,血液透析中心(室),其他普通住院病区等。

2.Ⅲ类环境卫生标准

要求空气平均菌落数≤4 CFU/(皿·5 分钟),物体表面平均菌落数≤10 CFU/cm^2。

3.Ⅲ类环境的空气消毒方法

室内应定时清洁、通风换气,必要时可采用上述空气消毒方法。

(四)Ⅳ类环境管理要求

1.Ⅳ类环境

Ⅳ类环境包括普通门(急)诊及其检查、治疗室,感染性疾病科门诊和病区。感染性疾病科的设置要相对独立,内部结构做到布局合理,分区清楚,便于患者就诊,并符合医院感染预防与控制要求。二级综合医院感染性疾病科门诊应设置独立的挂号收费室、呼吸道(发热)和肠道疾病患者的各自候诊区和诊室、治疗室、隔离观察室、检验室、放射检查室、药房(或药柜)、专用卫生间;三级综合医院感染性疾病科门诊还应设置处置室和抢救室等。感染性疾病科门诊应配备必要的医疗、防护设备和设施。设有感染性疾病病房的,其建筑规范、医疗设备和设施应符合国家有关规定。

2.Ⅳ类环境卫生标准

要求空气平均菌落数≤4 CFU/(皿·5分钟),物体表面平均菌落数≤10 CFU/cm^2。

3.Ⅳ类环境的空气消毒方法

加强环境的卫生清洁和通风换气,必要时可采用上述空气消毒方法。呼吸道传染病患者所处场所宜采用负压隔离病房。条件受限制的医院可采用自然通风和机械通风,宜采用机械排风。或选用安装空气净化消毒装置的集中空调通风系统。

三、医院环境感染与控制管理要求

医院环境、物体表面污染已成为各种病原体储存的空间。人们可以通过诊疗、生活接触等方式成为感染的传播来源,因此,医院环境、物体表面的清洁与消毒应作为医院感染预防与控制的重要环节。地面和物体表面应保持清洁,当遇到明显污染时,应及时进行消毒处理,所用消毒剂应符合国家相关要求。

(一)地面的清洁与消毒

地面无明显污染时,采用湿式清洁。当地面受到患者血液、体液等明显污染时,先用吸湿材料去除可见的污染物,再清洁和消毒。

(二)物体表面的清洁与消毒

室内用品如桌、椅、床旁桌等的表面无明显污染时,采用湿式清洁。当地面受到明显污染时,先用吸湿材料去除可见的污染物,然后再清洁和消毒。

(1)环境物体表面根据手的接触频率分为手低频率接触表面和手高频率接触表面。对于高频率接触的物体表面如门把手、床栏、床旁桌椅、遥控器、设备开关、调节按钮和卫生间的环境表面等,应更加频繁地进行清洁与消毒。对高频接触、易污染、难清洁与消毒的表面,可采取屏障保护措施,如使用塑料薄膜、铝箔等覆盖物,并实行一用一更换。邻近患者诊疗区域手高频接触的物体表面,建议采用目测法、化学法(荧光标记法、荧光粉剂法、ATP法)、微生物法等清洁质量监测方法,确保环境控制持续有效。

(2)实施环境表面清洁单元化，指在终末及日常清洁时，以邻近患者区域内所有高频接触的环境物体表面作为独立区域进行清洁，要求湿式打扫避免扬尘，擦拭物体表面的布巾在不同患者之间和洁污区域之间应更换，擦拭地面的地巾在不同病房及区域之间应更换。用后集中清洗、消毒、干燥保存。清洁剂/消毒剂应按单元使用，现用现配，使用后立即更换。对于接触隔离的患者，宜每一位患者为清洁单元，若接触隔离预防的患者处于同一病区，视该病区为清洁单元。

推荐使用一次性消毒湿巾，避免交叉传播。一次性使用消毒湿巾用后按医疗废物处置。

(3)清洁病房或诊疗区域时，应有序进行，由上而下，由里到外，由轻度污染到重度污染；有多名患者共同居住的病房。应遵循清洁单元化操作。

(4)环境物体表面如有少量血液、体液、分泌物、排泄物等感染性物质小范围污染时，应立即进行清洁和消毒处理，避免污染物因干燥而凝固在物体表面而形成生物膜。如污染量较大时，应使用吸湿材料进行清理后，再行清洁与消毒，以此减少清洁过程被感染的危险，使用后按医疗废物处置。

(5)医疗设备表面清洁与消毒：是指各种医疗仪器、设备，如血液净化机、X线机、仪器车和牙科治疗椅等的手柄、监护仪、呼吸机、麻醉机、血压计袖带、听诊器等物体表面，这些仪器通常直接或间接地与健康完整的皮肤相接触，因此属于低度危险性物品，使用后立即清洁或低水平消毒。接触隔离患者的低度危险设备宜专人专用。

(6)使用中的新生儿床和保温箱内表面，日常清洁应以清水为主，不应使用任何消毒剂。若需进行终末消毒后应用清水彻底冲净，干燥备用。

(7)患者出院、转出、死亡后，应对环境、物体表面实施终末清洁与消毒，彻底清除传染性病原体，如多重耐药菌。

(8)不要使用高水平消毒剂或灭菌剂对环境进行消毒，不得在患者诊疗区域采用消毒剂进行环境喷雾消毒。

(三)感染高风险的部门其地面和物体表面的清洁与消毒

感染高风险的部门如手术部、产房、导管室、洁净病房、骨髓移植病房、器官移植病房、重症监护病房、新生儿室、血液透析病房、烧伤病房、感染疾病科、口腔科、检验科等病房与部门的地面与物体表面，应保持清洁、干燥，每天进行消毒，遇明显污染时去污、清洁与消毒。地面消毒采用含有效氯 500 mg/L 的消毒液擦拭，作用 30 分钟。物体表面消毒方法同地面或采用 1 000～2 000 mg/L 季铵盐消毒液擦拭。

避免在重点区域如烧伤病房、手术部、重症监护室和实验室等使用地垫，以防发生血液、体液等污染，不宜清洁与消毒。

（四）清洁工具的消毒

应分区使用，实行颜色标记。擦拭布巾用后清洗干净，在含有效氯 250 mg/L 的消毒液（或其他有效消毒液）中浸泡 30 分钟，冲净消毒液，干燥备用。地巾用后清洗干净，在含有效氯500 mg/L 的消毒液中浸泡 30 分钟，冲净消毒液，干燥备用。或采用自动清洗与消毒，将使用后的布巾、地巾等物品放入清洗机内，按照清洗器产品的使用说明进行清洗与消毒，一般程序包括水洗、洗涤剂洗、清洗、消毒、烘干，取出备用。

第四节　医院卫生学监测

一、环境卫生学监测时间

Ⅰ、Ⅱ类环境区域每月 1 次，Ⅲ类环境区域每季度 1 次，但Ⅲ类环境区域中的普通住院病区不做常规监测。当怀疑医院感染暴发与空气、物体表面、医护人员手、消毒剂等污染有关时，应对空气、物体表面、医护人员手、消毒剂等进行监测，并针对目标微生物进行检测。

手术部空气卫生学效果监测：每季度抽测≥25％；采用洁净技术净化手术部，不同净化级别手术间，每月抽测，每季度抽测总数≥25％；并保证每一手术间及洁净辅助用房每年至少监测1 次。手术人员手卫生效果监测：每月抽测人数应不少于日平均手术量医护人员总数的 1/10。

二、采样和监测原则

（1）采样后应尽快对样品进行相应指标的检测，送检时间不得超过 4 小时；若样品保存于0～4 ℃时，送检时间不得超过 24 小时。

（2）监测结果如不符合卫生学标准，应查找原因，重新消毒后采样复验，直到达到卫生学标准。

（3）若在疑似暴发流行时，则尽可能对未消毒处理的现场进行采样，并增加采样点。

三、环境卫生学监测方法

(一)空气微生物污染检查方法

1.采样时间

Ⅰ类环境在洁净系统自净后与从事医疗活动前采样；Ⅱ、Ⅲ、Ⅳ类环境在消毒或规定的通风换气后与从事医疗活动前采样。采样前关闭门窗，在无人走动的情况下，静止 10 分钟后进行采样。

2.检测方法

(1)Ⅰ类环境可选择平板暴露法或空气采样器法。空气采样器法可选择六级撞击式空气采样器或其他经验证的空气采样器。检测时将采样器置于室内中央 0.8～1.5 m 高度，按采样器使用说明书操作，每次采样时间不应超过 30 分钟。房间＞10 m^2者，每增加 10 m^2增设一个采样点。

(2)Ⅱ、Ⅲ、Ⅳ类环境采用平板暴露法：室内面积≤30 m^2，设内、中、外对角线 3 点，内、外点的布点位置应距墙壁 1 m 处；室内面积＞30 m^2，设 4 角及中央 5 点，4 角的布点位置应距墙壁 1 m 处(图 4-2，图 4-3)；将普通营养琼脂平皿(θ90 mm)放置各采样点，采样高度为距地面 0.8～1.5 m；采样时将平皿盖打开，扣放于平皿旁，暴露规定时间(Ⅱ类环境暴露 15 分钟，Ⅲ、Ⅳ类环境暴露 5 分钟)后盖上平皿盖及时送检。

(3)用记号笔在平皿底部记录所在采样点的位置。

3.化验单填写要求

应注明采样时间、标本名称、地点、暴露时间。

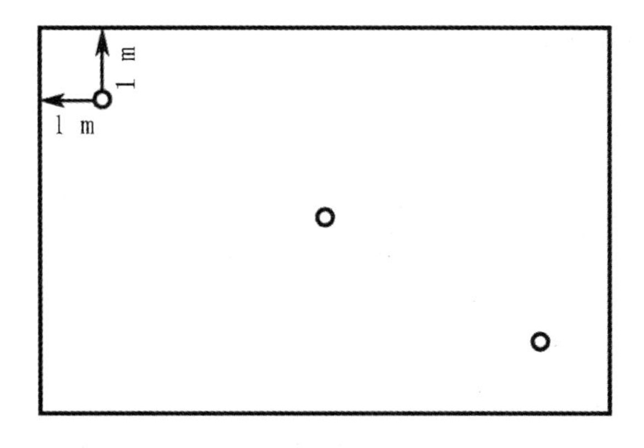

图 4-2　Ⅱ、Ⅲ、Ⅳ类环境面积≤30 m^2：3 点

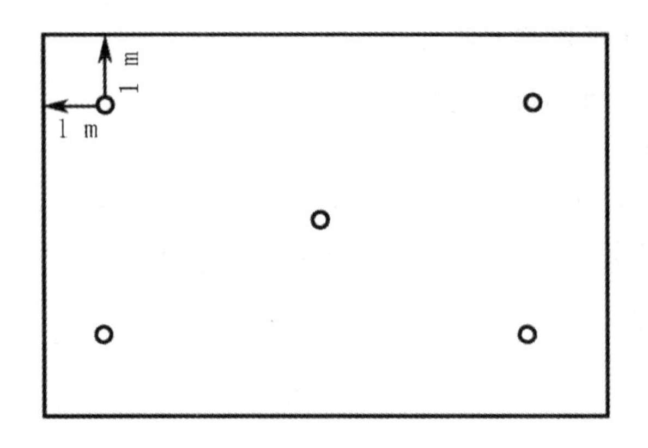

图 4-3 Ⅱ、Ⅲ、Ⅳ类环境面积＞30 m^2：5 点

(二)物体表面微生物污染检查方法

1.采样时间

潜在污染区、污染区消毒后采样。清洁区根据现场情况确定。

2.采样面积

被采表面＜100 cm^2，取全部表面；被采表面≥100 cm^2，取 100 cm^2。

3.采样方法

用 5 cm×5 cm 灭菌规格板放在被检物体表面，用浸有无菌 0.03 mol/L 磷酸盐缓冲液或生理盐水采样液的棉拭子一支，在规格板内横竖往返各涂抹 5 次，并随之转动棉拭子，连续采样1～4 个规格板面积，剪去手接触部分，将棉拭子投入装有 10 mL 采样液的试管中送检。门把手等小型物体则采用棉拭子直接涂抹物体采样。若采样物体表面有消毒剂残留时，采样液应含相应中和剂。

4.采样内容

应根据科室工作特点，重点监测与患者皮肤、黏膜密切接触易造成医院感染的医疗、护理用品，如治疗台、雾化器、氧气湿化瓶、呼吸机用具、治疗用水、体温计、新生儿保温箱、奶瓶、新生儿磅秤、眼科受水器、病床、床旁桌椅等，原则上是根据科室的特点来选择监测对象。

5.化验单填写要求

应注明采样时间、地点、被采样物品的名称及采样面积(被采样品面积不足 4 个规格板，可采 1～3 个规格板，但应注明采样面积，以便于微生物室计算物体表面菌落数)。

(三)医护人员手卫生检查方法

1.采样时间

应在手卫生后,接触患者或从事医疗活动前采样。每月对手术部,每季度对产房、导管介入室、层流洁净病房、骨髓移植病房、器官移植病房、重症监护病房、新生儿室、母婴室、血液透析病房、烧伤病房、感染疾病科、口腔科等部门工作的医护人员手进行消毒效果的监测;当怀疑医院感染暴发与医护人员手卫生有关时,应及时进行监测,并进行相应致病性微生物的检测。

2.采样方法

被检者采用六步洗手法清洁双手后五指并拢,将浸有无菌 0.03 mol/L 磷酸盐缓冲液或生理盐水采样液的棉拭子一支在双手指曲面从指跟到指端来回涂擦各 2 次(一只手涂擦面积约30 cm^2),并随之转动采样棉拭子,剪去手接触部位,将棉拭子放入装有 10 mL 采样液的试管内送检。采样面积按平方厘米(cm^2)计算。若采样时手上有消毒剂残留,采样液应含相应中和剂。如使用棉拭子与试管一体的则应遵循无菌技术操作原则,避免污染,立即送检。

3.化验单填写

应注明采样时间、被检者姓名。

4.卫生学监测标准

洗手及手消毒后$\leqslant$10 CFU/cm^2,外科手消毒后$\leqslant$5 CFU/cm^2。

四、紫外线灯监测

(一)监测方法

1.紫外线辐射强度监测

新灯管功率为 30 W、40 W 时辐射强度必须$\geqslant$90 μW/cm^2,每年监测 1 次;辐射强度 80～89 μW/cm^2,每半年监测 1 次;辐射强度 70～79 μW/cm^2,每季度监测 1 次;当辐射强度$<$70 μW/cm^2,应更换紫外线灯管。

2.紫外线灯时间监测

使用紫外线进行空气消毒时,如没有紫外线辐射强度监测设备,应登记每支紫外线灯的起始及累计使用时间,超过时限(累计 1 000 小时)应及时更换。

(二)注意事项

(1)紫外线灯管的质量应符合国家规范要求。

(2)应保持紫外线灯管表面的清洁,每周及监测前用 75%酒精擦拭灯管。

(3)紫外线辐射强度监测应由专人进行。紫外线辐照计应在计量部门设定的有效期内使用；紫外线监测指示卡应取得国家卫生行政部门的许可证书，并在产品有效期内使用。

(4)每次监测后记录监测时间及强度。

(5)更换紫外线灯管应记录更换时间。

第五节　医院隔离技术

一、概念

(一)隔离

采用各种方法、技术，防止病原体从患者及携带者传播给他人的措施。

(二)标准预防

针对医院所有患者和医护人员采取的一组预防感染措施，包括手卫生，根据预期可能的暴露选用手套、隔离衣、口罩、护目镜或防护面罩，以及安全注射，也包括穿戴合适的防护用品处理患者环境中污染的物品与医疗器械。标准预防是基于患者的血液、体液、分泌物(不包括汗液)、排泄物、非完整皮肤和黏膜均可能含有感染性因子的原则。

(三)个人防护用品

用于保护医护人员避免接触感染性因子的各种屏障用品，包括医用外科口罩、手套、护目镜、防护面罩、防水围裙、隔离衣、防护服、防水胶鞋、呼吸保护器等。

二、不同传播途径疾病的隔离与预防

(一)隔离原则

(1)在标准预防的基础上，医院应根据疾病的传播途径(接触传播、飞沫传播、空气传播和其他途径传播)，依据《医院隔离技术规范》采取相应传播途径的隔离与预防措施。

(2)隔离病室应有正确、醒目的隔离标识，并限制人员的出入。黄色为空气隔离，粉色为飞沫隔离，蓝色为接触隔离。

(3)传染病患者或可疑传染病患者应安置在单人隔离房间。受条件限制的医院，同种病原体感染的患者可安置于一室。

(4)隔离患者的物品应专人专用,定期清洁与消毒。日常工作随时做好消毒,患者出院、转院和死亡后应进行终末消毒。

(5)接触隔离患者的工作人员应按照隔离要求穿戴相应的隔离防护用品,如穿隔离衣、戴医用外科口罩、手套等,并进行手消毒。

(二)接触传播疾病的隔离与预防

经直接或间接接触传播疾病如消化道感染、多重耐药菌感染、皮肤感染等患者,在标准预防的基础上,还应采用接触传播的隔离与预防措施。

1.患者的隔离

应限制患者的活动范围,减少转运。如需要转运时,应采取有效措施,减少对其他患者、医护人员和环境表面的污染。

2.医护人员的防护

(1)接触隔离患者的血液、体液、分泌物、排泄物等物质时,应戴手套;离开隔离病室前,接触污染物品后应摘除手套,洗手或手消毒。手上有伤口时应戴双层手套。

(2)进入隔离病室,从事可能污染工作服的操作时,应穿隔离衣;离开病室前,脱下隔离衣,按要求悬挂,每天更换清洗与消毒,或使用一次性隔离衣,用后按医疗废物管理要求进行处置。接触甲类传染病应按要求穿防护服,离开病室前,脱去防护服,应确保工作服及皮肤不接触污染的环境表面,脱去的防护服应按医疗废物管理要求进行处置。

(三)空气传播的隔离与预防

接触经空气传播的疾病,如开放性肺结核、麻疹、水痘、流行性出血热等,在标准预防的基础上,还应采用空气传播的隔离与预防。

1.患者的隔离

(1)疑似或确诊患者宜安置在负压病房中。疑似患者应单人间安置,确诊同种病原体感染的患者可安置在同一病室,床间距不小于 1.2 m。

(2)当患者病情允许时,应戴医用外科口罩,定期更换,其活动宜限制在隔离病室内。

(3)应严格空气消毒。

(4)无条件收治时,应尽快转送至有条件收治经空气传播疾病的医疗机构。暂不能转出的患者,应安置在通风良好的临时留观室或空气隔离病室。

2.患者的转运

(1)应制订经空气传播疾病患者院内转运与院外转运的制度与流程。

(2)转运时工作人员应做好经空气传播疾病的个人防护,转运中避免进行产生气溶胶的操作。患者病情允许时应戴医用外科口罩。

(3)转运过程中若使用车辆,应通风良好,有条件的医院可采用负压转运车。转运完成后,及时对转运车进行终末消毒。

3.医护人员的防护

(1)应严格按照区域流程,在不同的区域,穿戴不同的防护用品,离开时按要求摘脱,并正确处理使用后物品。

(2)进入确诊或可疑传染病患者房间时,应戴帽子、医用防护口罩;进行可能产生喷溅的诊疗操作时,应戴护目镜或防护面罩,穿防护服,当接触患者及其血液、体液、分泌物、排泄物等物质时应戴手套。

(四)飞沫传播的隔离与预防

接触经飞沫传播的疾病,如开放性肺结核、麻疹、手足口病、百日咳、白喉、流行性感冒(H1N1、H2N3 等)、病毒性腮腺炎、流行性脑脊髓膜炎、炭疽、肺鼠疫、猩红热、脊髓灰质炎等,在标准预防的基础上,还应采用飞沫传播的隔离预防。

1.患者的隔离

(1)患者应安置在单人隔离房间,当条件受限时同种病原体感染的患者可安置于一室,床间距≥1.1 m。

(2)患者病情允许时,应戴外科口罩,并定期更换。应限制患者的活动范围。

(3)患者之间、患者与探视者之间相隔距离在 1 m 以上,探视者应戴外科口罩。

(4)加强通风,或进行空气消毒。

(5)应减少转运,无条件收治时应尽快转送至有条件收治呼吸道传染病的医疗机构进行收治,并注意转运过程中医护人员的防护。

2.医护人员的防护

(1)应严格按照区域流程,在不同的区域,穿戴不同的防护用品,离开时按要求摘脱,并正确处理使用后物品。

(2)与患者近距离(1 m 以内)接触,应戴帽子、医用防护口罩;进行可能产生喷溅的诊疗操作时,应戴护目镜或防护面罩,穿防护服;当接触患者及其血液、体液、分泌物、排泄物等物质时应戴手套。

(五)其他传播途径疾病的隔离与预防

应根据疾病的特性,采取相应的隔离与防护措施。

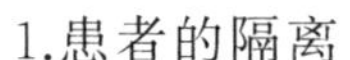

1.患者的隔离

(1)将患者安置于有效通风的隔离病房或隔离区域内,必要时置于负压病房隔离。

(2)严格限制探视者,如需探视,探视者应正确穿戴个人防护用品,并遵守手卫生规定。

(3)限制患者活动范围,离开隔离病房或隔离区域时,应戴外科口罩。

(4)应减少转运,当需要转运时,医护人员应注意防护。

2.医护人员防护

(1)医护人员应经过专门的培训,掌握正确的防护技术,方可进入隔离病区工作。

(2)应严格按防护规定着装。不同区域应穿不同服装,且服装颜色应有区别或有明显标识。

(3)隔离区工作的医护人员应每天监测体温两次,体温超过 37.5 ℃应及时就诊。

(4)医护人员应严格执行区域划分的流程,按程序做好个人防护,方可进入病区,下班前应沐浴、更衣后,方可离开隔离区。

第五章

医院科研管理

第一节　医院科研工作管理的内容与实施

一、医院科研的组织管理

(一)组织机构

要根据医院的规模、任务、特点，设立科研科(处)或科教科(处)。医院应建立学术委员会，负责审议科学研究规划，年度计划，组织学术活动，参加科研成果评价和科技人员晋升、奖惩的评议。学术委员会应以学术水平较高的专家教授为主并吸收适当比例的优秀中青年科技人员加入，学术委员会的办公室一般设在科研处。

(二)管理机构职能

(1)在院长或分管科研工作的副院长的领导下，在学术委员会的指导下，负责编制全院科研工作规划和年度实施计划。

(2)按职能分级的原则，监督各学科实施研究计划，包括立题、进度，规章制度落实，设备与经费管理等，进行定期检查。

(3)对承担国家任务的跨学科研究项目或研究课题，进行组织协调工作。

(4)定期向医院领导和学术委员会报告工作进度，总结经验，对存在的问题提出改进措施。

(5)组织科研成果鉴定与新技术的应用、开发管理工作。

(6)适应科研管理发展的趋势，传达国家科技政策和动态，扩大投标渠道，发挥综合优势，加强科研竞争实力。

(7)对科研附属机构,加强组织管理工作,提高科研工作运行效率。

(8)组织与协调全院与各学科开展科学技术交流。

(9)加强院外合作,开发技术市场专利的合同管理。

二、课题管理

(一)科研选题的原则

1.需要性原则

选题必须根据国家经济建设和社会实践的需要以及科学发展的需要,选择在医疗卫生保健事业中有重大或迫切需要解决的关键问题。社会发展的需要对医药卫生部门来说就是防病治病和保护人民健康。医学科研选题必须把防病治病和保护人民健康的关键性科学技术问题列为重点。选题要与我国的具体情况和社会条件相结合。

2.目的性原则

科研选题必须要有明确的目的。所谓目的明确就是目标集中,不含糊,不笼统。

3.创新性原则

创新性是科研劳动最主要的特征,没有创造性的劳动不能算是真正的科研劳动。科研选题必须具有创造性,要选择前人没有解决或没有完全解决的问题。创新性包含探索和创造两个连续的过程,探索是创造的前提,创造是探索中的发现和发明,是探索目的的结果和实现,是探索质变的新发展。

4.先进性原则

创新性和先进性是密切相关的。凡是创新的课题必然先进,先进性表示创新的程度,在科研选题时,特别是应用研究和开发研究的课题,要求其具备先进性是非常必要的。

5.科学性原则

科研选题的科学性原则包含3个方面的含义:其一要求选题必须有依据,其中包括前人的经验总结和个人研究工作的实践,这就是选题的理论基础;其二科研选题要符合客观规律,违背客观规律的课题就不是实事求是,就没有科学性;其三科研设计必须具有科学性,符合逻辑性,对整个研究工作做科学的安排,合理运用人、财、物,才能收到事半功倍的效果。

6.可行性原则

可行性是指研究课题的主要技术指标实现的可能性。这就需要对完成本课

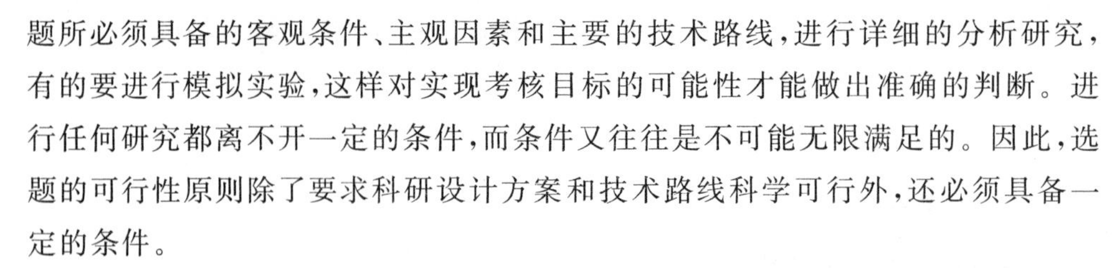

题所必须具备的客观条件、主观因素和主要的技术路线，进行详细的分析研究，有的要进行模拟实验，这样对实现考核目标的可能性才能做出准确的判断。进行任何研究都离不开一定的条件，而条件又往往是不可能无限满足的。因此，选题的可行性原则除了要求科研设计方案和技术路线科学可行外，还必须具备一定的条件。

7.效能性原则

效能性是指科研的投入与预期研究成果的综合效能是否相当。这就需要把在研究过程中所消耗的人财物力，同预期成果的科学意义、学术水平、社会效益、经济效益、使用价值等进行综合衡量。

（二）投标

投标是申请投标者填写标书，申请单位及其上级主管部门和学术组织审核上报的过程。

本单位的科研管理机构应对本单位的技术优势和科研条件有充分的了解，而且对本单位的科研计划管理有一个总体考虑。申请投标者首先要认真查看和理解招标通知的内容和要求，在准确理解的基础上，根据自己的实力和优势，本单位和协作单位可能获得的支持条件，选择好投标的专题，填写申请书，送本单位领导和学术组织审核。

（三）课题实施的管理

科技管理体系包括科技管理制度和科研组织体系两部分。课题实施过程中的管理体系仅指为保证课题实施，而建立的科研组织体系，包括课题的组织协调部门、主持部门、承担部门、课题组和为保证课题实施建立的科研制度和规章。

三、科研经费管理

（一）经费的来源和构成

1.科学技术三项费用

它是由国家设立的新产品试制费、中间实验费和重要科学研究补助费等三项专用款项的合称。三项费用中，属于全国性项目所需的资金，由国家预算拨款解决；属于地方安排的项目所需的资金，由地方资金和更新改造资金解决；实行利润留成制度的单位，新产品试制和中间实验费由该单位留成的利润决定。

2.科技重点项目费

如国家医学科技攻关项目中的医学科技项目、国家高技术发展计划项目、与医学直接有关的生物技术。

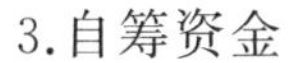

3.自筹资金

医院自身按收入规定一定比例作为科研经费。

4.科学技术资金

科学技术资金包括：①自然科学基金；②国家卫生计生委医学科研基金；③国家中医药管理局青年中医科研基金；④国家教育委员会资助优秀年轻教师基金；⑤国家教委博士点基金。

5.其他

其他专项基金。

（二）科研经费的使用

1.科研经费使用范围

直接费用包括仪器设备费、实验材料费、测试化验加工费、燃料动力费、科研业务费、实验室改装费、协作费、差旅费、会议费、国际协作与交流费、出版/文献/信息传播/知识产权事务费、劳务费、专家咨询费、其他费用等，及间接费用、管理费、其他费用。

2.不属于科研经费的使用范围

（1）非本课题需要的其他固定资产的维修和折旧费。

（2）非科研的公用水电燃料费。

（3）研究室和职能科室的管理人员，离退休科研人员的办公费、差旅费及其他津贴。

（4）上缴税金，指科研单位从科研经费中上缴国家财政的各项税金。

（5）不宜由科研经费开支的项目。

（三）课题经费管理程序

随着科技体制改革的不断深入，医学科研经费的管理将逐步走向科学化、程序化。项目负责人是项目资金使用的直接责任人，对资金使用的合规性、合理性、真实性和相关性承担法律责任。项目负责人应当依法据实编制项目预算和决算，并按照项目批复预算、计划书和相关管理制度使用资金，接受上级和本级相关部门的监督检查。课题经费管理程序，通常可以分为预算、核算、决算等。

1.预算

医学科研课题预算，是课题经济活动过程正式计划的数量形式的反映。它包括课题全部所需投资的总预算和课题年度所需投资的年度预算。

2.核算

课题核算是以货币为主要量度，依据价值规律的要求和事先设定的程序，对课题研究中财务收支和预算执行情况,以及一切经济活动进行连续系统的管理,使科研人员和科技管理人员树立经济观念,从而对课题经费的使用做到合理节约。

3.决算

主要检查课题在执行科研计划过程中,课题经费的使用是否按批准的预算开支。科研财会人员与科研管理人员,应把决算视为检查财务计划执行情况的过程,总结经费管理工作及探讨如何提高课题经费使用效率的过程。

四、科技成果管理

(一)科技成果鉴定

1.申请鉴定的基本条件

(1)全面完成科研合同、任务书或计划的各项内容,达到规定的技术要求。

(2)学术或技术资料齐全,符合科技档案管理部门的要求。

(3)应用技术成果应经过实践证明其成熟,并具备应用推广的条件。

(4)软科学成果应经有关单位采纳或应用于决策管理实践,并且取得实际效果。

2.申请鉴定的具体条件

(1)科学理论成果的学术资料主要包括:学术论文、在国内外学术刊物或学术会议发表的情况说明、国内外学术情况对比材料、论文发表后被引用情况报告等。

(2)应用技术成果的技术资料主要包括:技术合同书或计划任务书、研究报告、技术指标测试报告、实验报告、有关设计技术图表、质量标准、国内外技术情况对比材料、经济效益与社会效益分析等。

(3)软科学成果的学术资料主要包括:技术合同和计划任务书、总体研究报告、专题论证报告、调研报告及有关背景材料、模型运动报告、国内外研究情况对比材料等。

(4)推广已有科技成果应达到或超过原成果水平,并具有相应范围的证明材料。

(5)引用国外先进科技成果,应在消化吸收的基础上,结合我国实际情况有重大改进,并出具一定推广面积和推广效益的证明材料。

(6)卫生标准需经过全国卫生标准技术委员会有关委员审定合格并出具证明。

(7)实验动物应属合格动物,并取得医学实验动物管理委员会颁发的合格证。

(8)项目的主要完成单位,协作单位及研究者的资格无异议,名次排列上已达成一致意见,并有参加单位加盖公章表示认可。

(二)鉴定的主要内容

1.科学理论成果鉴定的主要内容

所需文件是否齐全并符合要求,发表后被引用情况报告;对项目研究目的和意义的评价;该成果论点和论据是否明确;成果的学术价值,与国内外同学科比较,其成果的创造点、学术意义及所达到国内外的实际水平;存在的缺点及改进的建议。

2.应用技术成果鉴定的主要内容

成果鉴定所需技术资料文件是否齐全并符合要求;是否达到计划任务书规定的技术指标;有关技术文件中的技术数据、图表是否准确、完整;与国内外同行技术比较其特点、独创性水平;实践检验的效果、应用范围和推广方案的可行性;社会效益和经济效益预算、分析的可靠性;存在问题及改进的建议。

3.软科学成果鉴定的主要内容

成果鉴定所需文件是否齐全并符合要求;是否达到课题要求的标准和目的;应用情况和实践检验的效果;成果所达到的实际水平;存在的问题及改进的建议。

(三)科技成果评价

1.科学性

科学性指科技成果的客观真实和严密系统的程度。它是由研究开发活动中科学方法的运用和系统性特点决定的,是成果成立的先决条件和前提要素。

(1)设计的严密性:指假说有据,研究方案和实验设计合理,方法科学。

(2)资料的完整性:指科技文件材料齐全,文件格式填报内容符合成果申报和归档要求。

(3)结果的可靠性:指实验动物和试剂合格,数据真实,结果可重复,统计处理正确。

(4)结论的合理性:分析有据,论证合理,结论恰当。

2.创新性

创新性指科技成果中前人没有做过的创新内容的比重。由研究开发活动的创造性和新颖性决定的,是成果最基本的特性。

(1)新颖程度:指成果内容虽是前人没有做过,或虽有但保密,或虽有报道但详细程度不同。

(2)创造改进程度:指成果核心内容与相关工作比较有无本质区别及区别程度。

3.先进性

先进性指科技成果在当代科学技术发展过程中所达到的高度。

4.难度和复杂性

难度和复杂性指成果研究过程中的技术深度和广度。它反映研究过程中,科技人员的智力投入和贡献,也从一个侧面反映成果的水平。研究难度和成果的应用技术难度是两个不同性质的指标,在成果评价中的作用不同,应注意区别。

(四)医学科技成果推广的主要方式和途径

1.基础理论研究成果(包括应用基础)

通过公开发表论文、参加国内外各种学术会议报告、专题讲座和出版专著等方式进行推广。

2.软科学研究成果

通过咨询、报告、发表文章和提供有关部门进行使用等方式进行推广。

3.应用研究成果(包括发展研究)

(1)在开题时即列入研究计划,确定推广应用目标,在组织形式上保证成果进入推广应用。归纳起来大致分为以下 4 种。①对口挂钩,个别采用:这种研究的针对性强,一开始就针对生产特定的问题,科研成果很自然地与生产对口挂钩。②分头研究,集中采用:这主要是指某些规模大的项目研究和大型成套设备的研制,只能采用分散课题进行研究和研制。③集中研究,分散采用:这类成果常常是指通用性较强的应用研究成果,以及发展研究的新工艺新技术和新材料的研究。④布点生产,广泛应用:例如,某些新型元器件、新型通用产品以及新型的工具和新型装置,本身便具有多种用途,社会需要量也较大。

(2)科研成果是由实验室到生产应用的过程 实验室所取得的成果,能否直接被推广应用,实际上有两种情况:一种必须经过中间实验即发展研究阶段,因为实验室的条件和生产条件的要求常有较大的差别。另一种是不再经过实验,能够直接应用于生产的。

总之,科技成果推广应用是管理的重要环节,整个医药卫生系统应该高度重视科技成果的推广应用工作,了解和疏通各种渠道,积极利用我国自己的先进科

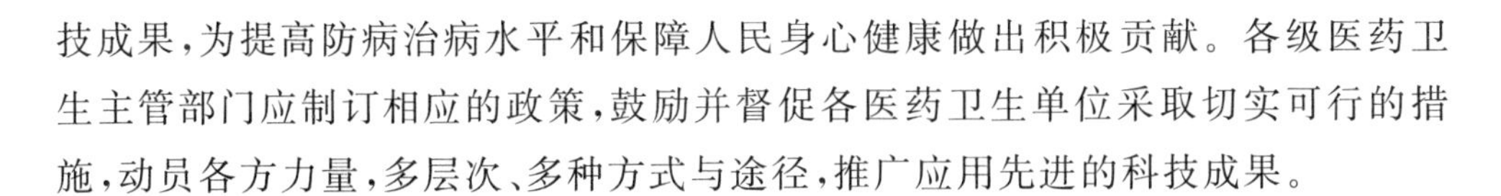

技成果，为提高防病治病水平和保障人民身心健康做出积极贡献。各级医药卫生主管部门应制订相应的政策，鼓励并督促各医药卫生单位采取切实可行的措施，动员各方力量，多层次、多种方式与途径，推广应用先进的科技成果。

五、医院科技档案管理

(一)医院科技档案的概念

医学科技档案，是指医学科学研究、科学管理、生产技术和基本建设活动中形成的，具有保存价值的文字、材料、图纸、照片、报表、录音带、录像、影片、计算机数据等科技文献材料。科技档案是本单位在科技活动中形成的，是科技活动的真实记述。它具有永久或一定时期保存价值，是经过整理、加工，按照一定的格式和制度归档的信息资料。

(二)医院科技档案的分类

医院科技档案的分类要根据科技档案的性质、内容、特点和相互之间的联系，把科技档案划分成一定的类别，使之能正确反映产生这些档案的历史条件和工作活动的真实面貌，达到便于保管和充分利用的目的。一般情况下，医院的科技档案可分为科学研究、病案、药品、试剂、材料、基建等几大类，然后根据实际情况，在大类的基础上进行小分类。如科学研究部分可进一步以独立的研究课题为分类单元，也可按专业、按时间、按产品型号、按工程项目进行分类。为便于档案的查找、存取和利用，还应对每一保管单元编制总目录，其内容包括登记号、档案号、移交单位及时间、案卷标题、题目、负责人、页数、密级、保留期限、移出时间、备注等。

(三)科技档案的管理和利用

(1)科技档案部门应对科技档案进行登记、编目、统计、分类和必要的加工整理。绝密级的科技档案应单独登记，设立专柜保存。

(2)科技档案部门应督促和协助本单位的有关部门，按立卷要求正确整理科技文件材料并及时归档。

(3)科技档案管理人员应该熟悉科技档案的库存情况，经常了解科研技术部门的需要，编制必要的卡片、目录、索引等工具及参考资料，提供利用。

(4)借阅科技档案要根据档案的机密等级，履行不同的批准手续。借阅人员应爱护档案，注意安全和保密，严禁涂改、翻印、抄录、拆散及转借。

(5)科技档案的鉴定工作应由科技档案管理部门会同有关科技部门组成鉴定小组负责进行。鉴定小组的组成人员，应是科技领导干部或熟悉有关专业的科技人员。鉴定小组的任务是对尚未划定保管期限的案卷确定保管期限；对已过保管期限的案卷重新分期；对失去保存价值的科技档案剔除造册。

(6)凡需销毁的科技档案，应将清册报经主管科技档案的领导同志审核批准，同时报送上级主管单位和有业务领导关系的当地档案管理机关备案后，方可销毁。销毁档案时，应指定专人负责和监销，销毁人和监销人应在销毁清册上签字。

(7)各单位在安排基建任务时，必须考虑存放科技档案的库房，并考虑库房应该是门窗坚固、保持通风，并有必要的防火、防晒、防潮、防虫、防盗等安全设施。

(8)为了保证科技档案的完整和准确，科技档案部门应对已归档的科技档案文件材料的审批程序是否符合规定的问题进行监督和检查，如发现审批程序不符合规定的，应及时补办。如科技档案已经作废或停止使用，有关部门必须及时通知科技档案部门予以注明。

(9)科技单位撤销或变动时，其档案应根据新的工作需要和保持科技档案完整的原则，办理移交，同时报告上一级主管单位和当地档案管理机关备案。

(10)科研技术单位需要调阅档案时，应填写调阅单，必要时可根据情况规定归还期限。归还案卷时，应将内容清点清楚。

(11)外单位借用科技档案，应持借阅机关盖章的介绍信，写明借阅原因和借阅期限，并经主管科技档案工作的负责人批准。对绝密和贵重的科技档案材料，除领导人特许并严格办理借阅手续外，一般不得提供阅览或外借。

(12)科技档案部门应对重要的科技档案复制副本，分地保存，以保证在非常情况下科技档案的安全和提供紧急利用。

六、医学科研与医学伦理

(一)科研伦理学的原则

以人为研究对象的伦理学以3条原则为基础：尊重个人，受益，公平。这3条原则是科研伦理学的所有规则或指南的基础，超越了地理、文化、经济、法律和政治界限，被全世界普遍接受。科研人员、科研机构和整个人类社会都有责任保证，无论何时，开展以人为研究对象的科学研究时，都应遵循这些原则。

(二)实施医学研究的责任

1.在以人为对象的研究开展前，获得研究对象的知情同意是必需的

实现研究对象的知情同意权通常需要书面知情同意。然而，知情同意的本

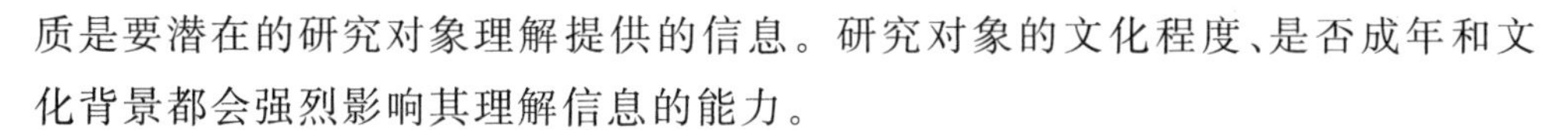

质是要潜在的研究对象理解提供的信息。研究对象的文化程度、是否成年和文化背景都会强烈影响其理解信息的能力。

知情同意必须在非强迫的情况下获得。研究人员的特殊文化背景或知识分子身份不能对研究对象做决定产生诱导作用。某些环境中，知情同意最好由某一与研究无直接关系的中立组织获得。研究弱势对象需要更特殊的保护。

2.研究者的责任

研究者有责任保证参加研究的人员受到保护。这些职责是法律所要求的，同时，它们也是科学家和卫生专业人士必须遵守的基本职业道德。研究者有时或许会委派其他工作人员去开展一些研究工作，然而，委派并不意味着研究者不承担任何责任。这些责任包括以下主要内容：①保护研究对象；②根据研究协议开展研究；③研究者应确保为了能正确地开展研究，所有参与研究的工作人员都要接受了正确的培训；④遵守伦理委员会的要求；⑤后续研究。

（三）研究者的人道主义素质

科学研究要求在一个诚实、信任的环境中讲究策略地和客观地探索真理。研究人员向研究对象展示的素质包括诚实、尊重、热心、事业心、谦虚、敏感。

（四）研究的监督

1.研究监督——伦理委员会

开展研究时的一个必不可少的组成部分是对研究进行监督。伦理委员会的职责在于对研究进行审查以确保对研究对象的保护。

2.伦理委员会及其功能

以人类为研究对象的机构有责任对研究进行伦理审查。为有效做到这点，机构需要制订一系列可操作的指南来引导伦理委员会的工作。

3.不利事件的报告

（1）不利事件：是指任何发生在研究对象身上与研究干预没有必然因果关系的不良的医疗事件。

（2）严重不利事件：任何下列一种不良医疗事件：引起死亡、威胁生命、需要住院治疗或延长住院治疗时间、引起持续严重的残疾/丧失功能、先天性异常/出生缺陷。

严重不利事件分为与研究有关与无关的两类。与研究有关的严重不利事件需要更充分的调查。同样，许多医疗过程中存在人所共知的危险，换句话说，某些医疗过程可能会导致严重不利事件，但它是可预料的。研究者需要对无法预料的严重不利事件做出准备。

许多伦理委员会对报告不利事件做出了特殊的要求。无法预料的或有相关的严重不利事件将导致伦理委员会暂缓一项研究,以便能进行审查。绝大多数研究协议应包括记录和报告不利事件的指南。

4.著作权

研究的目的之一是为了获得可推广的知识。传播知识的方法之一是发表论文。

当研究结束时,收集到了所有数据并对它们进行了适当的分析,研究结果可以投稿并发表。研究者可能会因为个人目的或单位需要而不得不发表文章。但是,研究者应避免研究成果的丢失并避免任何不必要的抄袭,避免任何形式的学术不端行为。

在任何出版物中,所有被指定为作者的人应具备著作者的资格。根据国际医学期刊编辑委员会的规定,著作者应是有以下贡献者:①对研究提出构思和设计,或对数据进行分析和说明。②起草论文或对其内容做出重要修订。③负责出版前的定稿工作。

七、学术道德规范建设与学术不端行为的管理

(一)学术道德规范要求

(1)在课题申报、项目设计、数据资料的采集与分析、公布科研成果、确认科研工作参与人员的贡献等方面,遵守诚实客观原则。对已发表研究成果中出现的错误和失误,应以适当的方式予以公开和承认。

(2)尊重研究对象(包括人类和非人类研究对象)。在涉及人体的研究中,必须保护受试者的合法权益和个人隐私并保有知情同意权。

(3)诚实严谨地与他人合作,耐心诚恳地对待学术批评和质疑。

(4)进行学术研究应检索相关文献或了解相关研究成果,在发表论文或以其他形式报告科研成果中引用他人论点时必须尊重知识产权,如实标出。

(5)搜集、发表数据要确保有效性和准确性,保证实验记录和数据的完整、真实和安全,以备考查。

(6)公开研究成果、统计数据等,必须实事求是、完整准确。

(7)合作完成成果,应按照对研究成果的贡献大小的顺序署名(有署名惯例除外)。署名人应对本人作出贡献的部分负责,发表前应由本人审阅并署名。

(8)不得利用科研活动谋取不正当利益。正确对待科研活动中存在的直接、间接或潜在的利益关系。

(9)科技工作者有义务负责任地普及科学技术知识,传播科学思想、科学方法,反对捏造与事实不符的科技事件及对科技事件进行新闻炒作。

(10)抵制一切违反科学道德的研究活动。如发现该工作存在弊端或危害,应自觉暂缓或调整甚至终止,并向相关部门通报。

(11)在研究生和青年研究人员的培养中,应传授科学道德准则和行为规范。选拔学术带头人和有关科技人才,应将科学道德与学术作风作为重要依据之一。

(二)学术不端行为的定义与分类

(1)学术不端行为是指在学术研究过程中出现的违背科学共同体行为规范、弄虚作假、抄袭剽窃或其他违背公共行为准则的行为。

(2)学术不端行为分为4类:抄袭、伪造、篡改及其他。“其他”主要包括不当署名、一稿多投、一个学术成果多篇发表等不端行为。

(三)学术不端行为的管理与裁定

(1)科教处(科)、监察处联合牵头设立医院学术道德规范与诚信建设管理工作小组,负责相关的宣传教育与学术诚信体系建设工作,并负责受理与调查学术不端行为的投诉与举报;院学术委员会负责医院学术不端行为的裁定。

(2)科教处(科)、监察处等职能部门依据院学术委员会裁定结果,根据相关的惩处条例规定进行处理。

(3)学术不端行为的处理:采取书面警告、通报批评、行政处分等处罚;对于其所从事的学术工作,将采取暂停、终止科研项目并追缴项目经费与奖励经费、不予承认或取消其获得的学历学位、学术荣誉,以及在一定期限内取消其申请科研项目和学术奖励资格等。对学生不端行为的处理将遵照其学籍所在学校的相关管理规定。

第二节　医学科研选题与申报

医学科学科研工作必须面向我国医药卫生事业的发展,为防病、治病和提高人民的健康水平服务。基本战略任务是防病治病,特别是严重危害人民生命与健康的重大疾病;为控制人口的增长提供先进的科学技术;不断提高人口素质、健康水平;做好老年保健工作,与老龄化这一重大社会问题相适应。按照江泽民主席提出的“有所为，有所不为”的方针，从我国的实际情况出发，围绕我国或地方经济、社会发展的需要，发挥自身优势和特色，确立科研发展方向，选择与申报科研项目（课题）。以应用研究（含应用基础研究）为主，加强基础研究，重视开发研究。

一、选题原则、方法技巧

（一）基本概念

我们经常谈及科学与技术，那么，什么是科学？什么是技术呢？科学是人类特有的活动形式，是探索未知、从事知识生产的人类活动领域；是正确反映客观世界的现象、内部结构和运动的系统理论知识，并提供认识世界和改造世界的态度和方法；科学的首要目标是增加知识，科学研究的主要方向是探索未知世界，研究成果在很大程度上是无法预见的。科学是无止境的，是不断发展的，其核心在于探索，具有很强的创新性。技术是在科学的指导下，总结实践经验，从生产过程和其他实践过程中得到的系统知识，它直接指导生产实践，是现实的生产力。科学产生技术，技术推动科学。

按照科学研究活动的性质分为 3 个类型，即基础研究、应用研究和开发研究。

1.基础研究

基础研究指以探索未知、认识自然现象、揭示客观规律为主要目的的科学活动，它不具有特定的商业目的；基础研究是造就高级科技人才，发展科学、文化，推动社会进步的巨大力量；是新技术、新发明的源泉和先导；它帮助人们认识世界，一旦有重大突破就会对社会和经济产生巨大的带动作用。基础研究只讲世界第一，不讲国内第一。研究目标必须瞄准国际前沿，在学科前沿上争第一，以发表论文水平和被同行引用的次数作为评价的标准。基础性研究特别需要科学家之间、不同学科之间的交叉、讨论与融合。

2.应用研究

应用研究可以分为应用基础研究和应用研究 2 种类型。

（1）应用基础研究：是应用研究中基础性研究工作，是指围绕重大或广泛的应用目标，探索新原理、新方法，开拓新领域的定向研究；是对基本科学数据系统地进行考察、采集、评价、鉴定，并进行综合、分析、探索基本规律地研究工作。它帮助人们改造世界，医学科研项目（课题）很多都属于这一类。科研选题应该有应用目标，为防病治病、优生优育、人类健康服务。

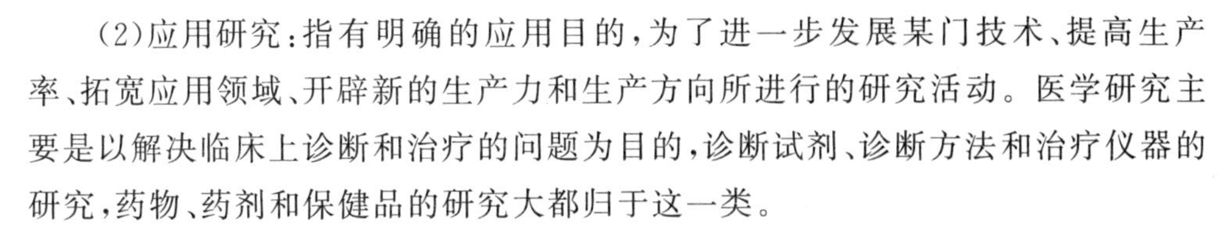

(2)应用研究：指有明确的应用目的，为了进一步发展某门技术、提高生产率、拓宽应用领域、开辟新的生产力和生产方向所进行的研究活动。医学研究主要是以解决临床上诊断和治疗的问题为目的，诊断试剂、诊断方法和治疗仪器的研究，药物、药剂和保健品的研究大都归于这一类。

3.开发研究

开发研究指从事生产的技术改造、工艺革新、产品更新等科学活动，是科学知识转化为生产力的主要环节。将科研成果转化为生产力，将样品转化为产品、商品的研究。要特别重视开发研究，将科研成果尽快应用到医疗服务中去，使之产生经济和社会效益。积极缩短科研成果转化为生产力的周期，实现科学技术是第一生产力的目标。

医学科学领域的科学研究的重点在于具有应用前景的“应用基础研究”，还要加强“基础研究”，加强源头创新。与此同时，也要重视“开发研究”，应紧紧围绕国家目标，为我国的经济建设和社会发展服务，与企业联合，吸引企业投入，实现科研的经济效益和社会效益。

(二)医学科研选题的基本原则

医学科研选题应遵循6个基本原则，即需要性原则、目的性原则、创新性原则、科学性原则、可行性原则、效益性原则。

1.需要性原则

选题必须根据我国或地方经济建设和社会发展的需要以及科学发展的需要来选择。我国医药卫生科技工作的方针是：“医药卫生事业的发展必须依靠医学科学技术的进步，医学科学技术必须为防病治病、保护人民健康服务”。医学科研选题必须贯彻这个方针，选择在医疗卫生保健事业中有重大意义或迫切需要解决的重大问题。申请哪个渠道的课题必须首先了解那个渠道资助的重点和范围，按照项目指南去申请，不能盲目。选题时还要善于把客观需要同本学科、本专业的发展有机地结合起来，积极开拓新的领域，形成新的学科优势和技术优势。

2.目的性原则

科研选题必须要有明确的研究目标，研究内容要具体，研究目标要集中。按照投入的科研经费的强度，在要求的时间范围内锁定：要完成哪些研究内容，解决哪些具体问题，达到什么目的，预期取得什么成果。这些问题在申请项目时就应该很明确，不能含糊、笼统，要有可操作性和可检查性。它与确定的学科发展方向不同，课题要一项一项地去做，有限的资助，完成有限的目标。学科方向则在完成科研课题中不断深入发展。

3.创新性原则

科学研究的灵魂是创新，科研选题必须具有创新性。在前人（包括国内外科学家，也包括自己）科研发展的基础上，解决前人没解决或没有完全解决的问题。选题前要特别清楚本课题研究领域国内外研究状况、研究方法及研究水平，发表的论文要了解，没有发表的论文也要了解，这是选题的首要前提。创新包括理论创新和技术创新，如提出新的概念、新的理论、新的原理、新的设计思想和新的工艺方法等。

4.科学性原则

科研选题的科学性原则包含3个方面的含义：其一，选题必须要有依据，一切科研发展都以前人的科研结果作为基础的，理论要有依据，不是凭空的遐想；其二，选题要符合客观规律，实事求是；其三，科研设计必须科学，符合逻辑性。科研设计包括实验设计和统计学设计两个方面，保证科研的先进性、科学性、可重复性。

5.可行性原则

可行性是指研究课题的主要技术指标实现的可能性。首先，要求科研设计方案和技术路线的科学性、可行性，对技术关键、技术难点要有充分的估计和准备，有研究工作积累，有的技术需要做预实验；其次，要求申请者具备完成课题的研究能力和组织能力，有一定的研究工作经历；再次，具有与之相适应的专业结构、知识结构、年龄结构合理的学术团队及实验技术队伍；最后，具备完成课题的仪器设备、实验室条件、合格的动物实验设施、合格的实验动物和科研试剂等。

6.效益性原则

以最小的科研投入获取最大的经济效益或社会效益是科研工作的目标。基础研究选题必须选择有重要科学意义的；应用基础研究课题必须有重要的应用前景；应用课题必须围绕解决我国经济发展或社会发展中的重要科技问题，有明确的应用目的，为解决危害人民健康的防治问题服务；开发研究出的产品能够用于临床，能在市场推广。

（三）科研选题的方法与技巧

作为一个科技战线的新兵，在科研立项和申请科研经费时，首先要考虑以下几个方面的问题。

（1）首先要了解申请科研课题有哪些渠道，这些渠道的重点资助范围，资助的对象，资助的强度；对申请人的具体要求，申请课题的程序及管理办法等。

（2）充分利用我国特有的资源优势，选择好研究领域和研究方向。在十分熟悉、了解本学科领域国内外研究状况的基础上，结合自身的优势、特色和基础，扬长避短，选择好研究方向。注意研究工作的积累，在长期发展中形成自己的研究特色，能够做到围绕一个中心进行系统的研究，并将其引向前沿，扎扎实实做学问，不要急功近利，切忌盲目追赶潮流，跟踪他人、重复他人的研究。申请任何渠道选择科研项目都要考虑申请人的研究工作基础和研究工作能力。尤其是基础研究和应用基础研究课题，强调科学研究与人才培养挂钩。

（3）转变观念，拓宽科研思路，拓宽知识面，注意学科交叉，注意科研新技术新方法的运用。不同学科交叉研究项目，尤其在学术思想上相互交融的创新项目应受到各种基金足够大力的支持。广大科技人员平时要积极参与各有关学科的学术交流，广交各学科的朋友，利用别人的优势充实和发展自己。充分利用开放型实验室的条件，加强与国内外学科之间、实验室之间、单位之间、企业之间的科研交流与合作。国家和地方自然科学基金委员会特别重视国际合作研究项目，尤其是高层次的国际合作项目，随着科研项目的立项，还有一些国际合作的优惠政策。能够组织多学科联合与合作项目，是当代科研飞速发展的需要，也是科学家应具备的能力和素质。

（4）运用正确的思维方法指导自己的科研设计，如辩证法、反向思维法、类比法、比较法、假说法、机遇法、联想法等思维方法。

（5）根据不同类型的科研项目，选择不同的申请渠道。基础研究、应用基础研究，应申请各个层次的基金项目；应用研究应围绕国家或地方应用目标，确定的科技攻关项目，或者企业的招标项目，按照招标内容选择申请科研项目；开发研究是以已有科研成果为基础，联合企业共同研究，合作申请。

二、选题来源及基本程序

（一）选题来源（申请渠道）

科研项目的选题来源分为纵向课题与横向课题 2 种。纵向课题大致分为 4 个级别，即：国家级、省（直辖市）部级、局级、单位自选；横向课题指国内外企、事业单位委托项目或合作项目。另外还有名人基金等。

1.国家级

（1）国家科技部项目：国家财政拨款，按研究领域和层次组织项目。

1）国家攻关项目：医学领域的项目由卫生健康委员会组织论证、评审、选项、管理和验收。5 年制订1 次“五年计划”，这些规划是以我国经济发展和社会发展的需要为目标，依靠国内一流的专家反复研讨确定的，都是围绕解决危害人们健康的重大疾病的防治问题、解决提高人民健康素质、优生优育问题为中心。具有明确的研究目标和应用目标，面向全国公开招标，是跨单位跨地区的联合课题，资助强度较大。

2)高新技术发展规划（“863”计划）：主要结合功能基因组计划的实施，以基因组研究为基础和源头，瞄准国际最新前沿，抢占技术制高点，快速发展我国的生物信息技术。按照公布的研究目标招标。申请条件：申请者应具有从事蛋白质组、结构基因组学研究的实验条件和研究经历，并有相应的科研人才队伍。

3)重大基础研究项目（“973”计划）：该类项目是对国家的发展和科学进步具有全局性和带动性，需要国家大力组织和实施的重大基础研究项目。科技部结合我国经济、社会和科技发展的需要，统一部署，分年度实施。项目研究周期一般为5年。强调国家需求与重大科学问题的结合，项目采取“指南引导，定向申报”的方式组织。

重大基础研究项目应符合以下3个条件之一：①紧密围绕我国社会、经济和科技自身发展的重大需求，解决国家中长期发展中面临的重大关键问题的基础研究；②瞄准科学前沿重大问题，体现学科交叉、综合、探索科学基本规律基础性研究；③发挥我国的优势与特色，体现我国自然、地理与人文资源特点，能在国际学科前沿占有一席之地的基础性研究。

重大基础研究项目还应具备以下4个条件：①有创新的学术思想，科学、可行的研究路线；②有明确、先进的研究目标，研究重点突出，能针对关键性科学问题，组织多学科科学家合作、开展交叉综合研究；③有高水平的学术带头人和一支学术思想活跃、科研业绩优秀、团结协作、结构合理的科学研究队伍；④具备良好的研究条件，能充分利用现有的工作基地和研究基础开展工作。

(2)国家自然科学基金项目：国家财政拨款，主要资助基础研究和部分应用研究（应用基础研究）。面向全国，各部门、各地区、各单位的科技工作者均可按规定申请，强调支持以中央所属研究机构和重点高等院校为主。具有高级专业职称的科研人员可以自由申请。但应注意管理规定，具有高级专业职称的科研人员承担和参加的项目最多能有两项，不含重大、重点项目；中级职称的科技人员须有正高级职称的专家推荐。

国家自然科学基金项目具有3个层次，包括7种基本类型和若干专项基金。3个层次为面上项目、重点项目、重大项目；专项基金有主任基金项目、新概念新构思探索研究项目、国家杰出青年科学基金、国家基础科等人才建设基金等。

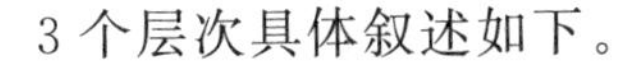

3个层次具体叙述如下。

1)面上项目:包含自由申请、高技术探索、青年基金、地区基金4种类型,这是国家自然科学基金资助的主体项目类型。资助的研究涵盖了所有自然科学的基础研究和应用基础研究,申请者可以按照当年国家自然科学基金委员会发布的“项目指南”自由选择研究课题申请资助。由1个单位的1个主持人承担,其中可以有协作单位的人参加。3个层次基本要求如下。①自由申请项目的基本要求:根据科学基金委员会每年发布的《国家自然科学基金项目指南》提出的资助范围、鼓励研究领域和定向研究课题,结合自己的研究工作积累和所在单位的优势,自由选题。优先资助创新性强、交叉领域的项目。资助年限一般为3年,目前,平均资助强度为每项20万余元。②高技术探索项目的基本要求同“自由申请项目”,资金来源于国家“863”项目,属于小额资助的高技术探索项目,由国家自然科学基金委员会代管,按照当年“项目指南”中公布的招标项目申请。③青年科学基金项目的基本要求同“自由申请项目”,只是年龄限制在35岁以下。年龄在35岁以下的青年科技工作者应利用自己的年龄优势,积极申请这类基金。④地区科学基金项目的基本要求同“自由申请项目”,仅接受内蒙古、宁夏、青海、新疆、西藏、广西、海南、云南、贵州、江西等10个省、自治区和延边朝鲜自治州所属单位的科技工作者的申请;优先资助结合当地自然条件和具有地区特色的研究项目。

2)重点项目:瞄准国家目标,把握国际科学前沿,针对我国已有较好基础、达到或接近国际先进水平的研究领域或新学科生长点开展研究。对某一个学科和研究领域的关键科学问题或新的生长点开展的深入研究。根据我国基础科学的学科发展布局的调整和进展,在科学家提出建议的基础上,按《国家自然科学基金项目指南》发布每年特定的重点项目招标资助内容申请。原则上不设子课题,由1个单位的1个主持人承担,如果遇到特殊情况(研究内容的互补,不同优势的结合,主管部门给予匹配资助)可考虑2个或3个单位共同承担;重点项目申请基本要求同“自由申请项目”;具有高级专业职称的科技人员只允许参加或申请1项重点项目(含重大项目,不含面上基金和专项基金项目);根据年度重点项目申请指南要求,定向申请;研究周期,一般为3～5年,资助款项,目前为150万元左右。

申请条件:有高水平的、活跃在科学前沿的学术带头人和精干的研究队伍;有国内领先的研究工作基础;合理的研究方案和实验研究条件。

3)重大项目:瞄准国家目标,把握国际科学前沿,根据国家经济、社会和科技发展的需要，资助具有重大战略意义的科学和技术问题的研究。具有统一规划、分批立项、定向招标和多学科交叉、融合的特点。要求是跨学科跨部门的合作，下设子课题，参与单位必须为两个以上。

重大项目申请基本要求：申请者填写“国家自然科学基金重大项目联合研究申请书”和子课题的申请书“国家自然科学基金申请书”；资助特点是鼓励各申请单位联合提出申请；资助年限不超过5年；资助强度目前为500万元左右；其他要求同重点项目。

申请条件：有学术造诣高、组织能力强、能率领研究队伍开拓创新的学术带头人和相应的研究梯队；有国内领先的研究工作基础和研究条件。

4)专项基金。

主任基金项目：含国家自然科学基金委员会(NSFC)主任基金项目、科学部主任基金项目2种类型。基本要求同“自由申请项目”。NSFC主任基金项目用于资助需要及时支持并具有重大科学意义的创新性项目和其他特殊需要；科学部主任基金项目用于2个年度之间错过申请时间，且需要紧急资助的创新性项目；资助可能取得突破性进展或取得重大效益且急需要经费的项目，为科学基金工作的自身发展，需要科学部委托和安排的项目。受理时间：原则上只在正常受理时间之外(以秋、冬季为主)接收申请科学部主任基金。研究周期一般为1～3年。

新概念新构思探索研究项目：基本要求、申请条件、受理时间、资助年限与“自由申请项目”相同。分为高技术探索项目和高技术探索重点项目2个层次。资助范围依据每年发布的《国家高新技术发展计划纲要新概念新构思探索课题项目指南》的要求受理申请；重点项目按指南要求接受定向申请；资助特点是优先资助与“863”总体计划衔接的、具有创新性、探索性的项目；其研究经费来源于国家“863”计划，不同于其他国家自然科学基金项目。

国家杰出青年科学基金：持续稳定地造就和培养一批高素质、高水平的科学研究人才队伍。非常强调已有的工作成绩，以评人为主，是一种很高的荣誉。①基本条件：热爱社会主义祖国，学风端正；年龄在45岁以下；具有博士学位或具有副高级以上(含副高)高级专业技术职称；在自然科学基础研究中，已取得国内外同行公认的突出的创新性成绩；海外留学人员也可以申请，但是在批准后必须成为在编的国内工作单位成员，每年至少在国内工作6个月以上。②资助范围：根据申请人的优势和基础自行决定研究方向和课题，强调创新性构思的基础研究。③基本要求：填写“国家杰出青年科学基金申请书”，个人申请、申请单位推荐。申请者只能获得一次本基金申请。资助年限为3年,资助款项目前为60万元。

还有海外青年学者合作研究基金和香港、澳门青年学者合作基金、国家基础科学人才建设基金、创新研究集体研究基金、国家重点实验室研究项目基金、优秀研究成果专著出版基金。具备这些基金申请条件均可以按照这些基金的申请办法申请,这里不再赘述。

2.省(含直辖市)、部级科研项目

(1)省、市(直辖市)级科研项目:各省、市的投入的科技3项费(中间试验、新产品试制、重大科研项目补助费)安排的基金项目和各种攻关项目,强调为本地区经济、社会发展服务,强调应用目标,产生经济和社会效益,资助应用研究(含应用基础研究项目)、开发研究项目。

比如天津市,面向全市各单位、科研院、所及驻津单位、高等院校申请的天津市自然科学基金项目(分为面上和重点2个层次)、天津市重大科技攻关项目、重大科技攻关培育项目、天津市社会发展重点科研项目;要按照天津市科委每年发布的“申请指南”和具体要求填写相应的申请书,按照项目的研究目标、研究性质、需要经费额度选择申请的种类。

(2)部委级科研项目:比如卫生健康委员会科研基金;教育部重点科研基金、优秀年轻教师基金;国家计划生育委员会的项目、国家中医药管理局基金项目等。

3.局级科研项目

省、市(直辖市)所属行业科研项目:比如面对天津市高等院校的天津市教委科学研究基金、天津市卫生局科研基金(含中医、中药,中西医结合)、各医科大学科研基金。

4.各单位自行安排的基全(自选项目)

各学院自筹资金安排的课题基金一般作为本单位的“苗圃课题”,重点资助青年人和有苗头的课题,做项目预实验,为申请省、部级及国家级的项目打下基础。

(1)横向联合项目(课题):接受企、事业单位委托项目;与国内外企、事业单位合作研究项目等。随着经济的不断发展,企业的科技投入会越来越多,企业将会成为应用、开发项目科研经费的重要来源,逐渐成为应用研究和开发研究经费资助的主渠道。应受到科研单位和高校的高度重视。

(2)其他各种基金。比如名人基金:霍英东青年教师基金(教育部代管)、吴阶平基金(卫生健康委员会代管)、默沙东基金(卫生健康委员会代管);国际儿童福利基金会基金、世界卫生组织基金等。

(二)科研基金的申请程序

申请科研经费的渠道很多,主要是依靠项目申请书来进行投标争取。各渠道资助的范围、资助的重点、资助的强度、资助的对象有所不同,各渠道的申请程序、管理要求等也有所不同。在提出申请前必须很好地了解这些渠道申请基金的各种要求。按照自己的课题的性质、经费的需要、自己的优势条件来选择申请渠道。

1.按照研究性质选择申请渠道

比如基础研究和应用基础项目,能申请国家自然科学基金项目和省部委基金项目,资助的范围较宽,自由度较大,鼓励创新,每年均可集中申报 1 次;国家攻关项目则 5 年面向全国招标1 次,定向申请,是为解决严重危害人民健康的重大疾病的防治的重大问题,是应用目标非常明确的应用项目,多数是几个单位合作完成,特别强调已有的工作基础在国内处于领先或先进水平,强调申请人是高水平的学术带头人。

2.按照课题所需要的经费额度选择申请渠道

项目经费有的几百万元或上千万元,有的几十万元,有的只有几万元甚至几千元,要根据课题的需要选择申请渠道。只需要几万元的课题,就申请省、部级基金课题,需要几十万元的课题,就要申请国家级课题。反之,只需要几万元的小课题,就不要申请国家级项目。也应根据可资助的多少来设计自己的课题。

3.利用自己的优势选择申请渠道

对青年申请者适当做一些政策倾斜的青年基金一般限制在 35 岁以下,不满 35 岁的青年应利用年龄优势,申请各级青年科学基金;国家杰出青年基金年龄在 45 岁以下,如果已有非常优秀的成绩,年龄在45 岁以下,可以申请这个基金,能够获得这项基金资助的人才,不仅是得到经费的资助,而且是很高的荣誉,得到的是科技界的认可,还会得到方方面面支持。

4.根据研究目标选择申请渠道

研究目标是为了解决我们国家的问题,覆盖面较大项目可以申请国家级项目,如果是解决本地区的问题(已列入国家资助重点的除外),有明显的地域性,就申请本省(市)的课题。

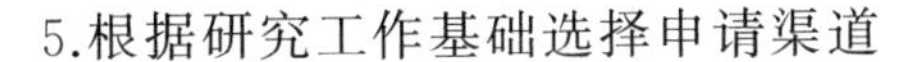

5.根据研究工作基础选择申请渠道

没有研究工作基础的或没有研究工作经历的，先申请本单位的和本地区的基金，有了一定的基础后再申请国家等更高层次的基金。一般申请程序如下。

(1)首先要了解申请渠道的管理办法和当年的申请项目指南及申报项目的具体要求，按照要求认真填写专用的项目申请书。

(2)按照该申请渠道的要求和资助重点，根据自己的研究方向、已有的工作基础和兴趣构思拟报项目的主要研究内容和预期成果。

(3)进一步查阅文献，了解学科前沿发展趋势、国内外研究状况和水平，了解信息是科技工作者的生命线。了解最新信息靠查阅文献是不够的，更重要的是在与同行的交往中了解，不仅了解人家做了什么，还要了解人家正在做什么。因此科技工作者要积极参加国内外学术会议，参加社会活动，与一流科学家交朋友。对本学科领域的研究状况应了如指掌，对自己的优势、特色及所处的学术地位要有正确的估价。立项要以已有的成果为依据，知己知彼，扬长避短，避免重复他人的研究内容。

(4)根据研究内容来设计研究实施方案，应尽可能采用新的先进的实验技术和方法或创造新方法，要注重创新，创新是科研的核心。可行的研究路线是能完成研究内容实现预期目标的关键，一般应有较好的科研工作基础。

(5)从研究工作的实际需要出发，组织一支精干、团结协作、结构合理的科学研究队伍，为完成研究内容提供学术、人力及实验技术保证，课题组成员应有合理的分工。

(6)根据实验室条件，本实验室和本单位实验室条件不够的，可以用国家及部级开放实验室，也可以同有条件的单位合作或协作，落实科研实验的实施办法。

(7)经费预算，一是根据申请渠道的资助强度，二是根据科研的实际需要，实事求是，三是要依据科研经费允许支出的范围做预算。支出范围不允许支出的，要通过其他途径去解决。

三、申报书的撰写与申报

(一)申报书的填写

科研项目申请书是参与科研竞争的媒体，是择优获得资助的关键。申请者必须按照申请书的各项要求认真仔细地填写。一份好的申请书要充分表达出研究项目的必要性、先进性、可行性，还能反映出申请者的学术水平、严谨的科研作风、科研能力、综合分析能力。填写申请书就像高考答卷一样,必须很好地审题,正确填写好每一项内容,不能所答非所问,避免出现漏洞,填写内容应力求完整、精练,力求做到完美无缺。申请者对申请书中的任何一个环节的疏忽都可能导致竞争的失败。在申请项目书上主要回答以下4个方面的问题:①想要做什么?即研究的具体内容和研究目标是什么。②为什么要做?即立项依据,研究的目的和意义。③如何去做?即研究路线和具体实施方案。④为什么能做?即研究工作基础和已具备的科研能力和研究工作条件。申请书填写的具体要求是什么呢?

1.如何填写“简表”

简表虽然比较简单,但是非常重要,简表反映申请课题的全貌,反映申请者对申请渠道了解的程度,也反映出申请者严谨的科研作风,是给评审专家的第一印象,必须仔细填写正确。

(1)项目名称:项目名称非常重要,要反复推敲,字斟句酌;要紧扣项目研究内容、研究目标,切忌戴大帽子;还要体现研究项目的研究方法,创新性、先进性,能够引起评审专家的兴趣和共鸣,就像电影、小说等文学作品的名称一样引人入胜,产生想要了解下一页内容的愿望。按照申请表的要求限制字数,有的申请书还要求写英文题目,英文一定要准确。

(2)申请金额:首先是要特别注意申请渠道可能资助的强度,要在可能资助的额度内,确定申请经费金额;其次是遵循实事求是的原则,要按照项目研究的实际开支而定。反之也应该按照有限的资助,有限的研究目标,设计项目的研究内容和研究目标。比如目前国家自然科学基金委生命科学部面上项目平均资助强度为20万余元,个别项目也有40万～50万元的,申请该渠道的项目金额就应围绕可能资助的数字来申请。

(3)研究起始年月:一般课题为3年,重点攻关项目为3～5年。起始年月要严格按照要求填写。比如:国家自然科学基金委都是从次年1月开始,天津市自然基金从次年4月开始。

(4)报审学科:一般可允许报2个,但是应该重点选好第1个。主要是根据申请内容选报学科,评审项目时,是按照填报的第1个学科选送评审专家。但是遇到相近学科、交叉学科时,选报第1个学科也有技巧问题,主要看在哪个学科更能体现创新,更能引起哪方面专家的兴趣。也要考虑避开竞争集中的学科,尤其本单位申报的课题应避免扎堆,造成自己与自己竞争。

(5)项目组主要成员:项目组主要成员的构成必须从科研项目的实际需要出

发,知识结构,实验技能人员结构合理搭配。组织1支精干的队伍,不要拼凑,无需挂名,避免"拉郎配",一般项目有5～6人比较适宜;重点、重大项目人员要多一些,合作项目人员更要多一些。国家自然科学基金限定高级职称人员,无论是主持还是参加研究项目,均不能超过2项。如果有超项的,在项目初筛时就被淘汰了,组织课题时千万注意。

(6)签章:必须由参加人亲笔签名,课题组的人员必须是自愿参加的,并有时间的保证。有时因为冒名代签导致被冒签者申请项目超项而被初筛掉,而且影响了相互之间的团结。每年参加研究的月数,不要写得太满,有的人参加了两个项目,加起来超过了每年12个月,要实事求是。

(7)身份证号:国家自然基金项目申请需要填写身份证号码,目的为了检查超项时解决重名重姓问题。没有身份证号的,按如下要求填写:前1～6位数,填写军官证、文职干部证、护照等前6位号码,不足6位的空位填0;7～12位数,填写出生年月日,如:1968年8月18日,填为680818;13～15位数,男性填写881,女性填写882。

(8)研究内容和意义摘要:为录入软盘而备。字数有限,却集中反映项目的核心与精华,也是给评审专家的第一印象,起到引人入胜的作用,应该认真提炼,反复推敲。主要写研究内容和研究意义两项内容,其他内容不涉及。

2.如何填写"立论依据"

立论依据包含四方面的内容:项目的研究意义、国内外研究状况的分析、研究目标、参考文献。

(1)项目的研究意义:对研究意义的叙述要简明扼要。对基础研究,结合国际前沿科学发展趋势,着重论述项目的科学意义;对应用基础研究,结合学科前沿、围绕国民经济和国民经济发展中的重要科技问题,着重论述其应用前景;对应用研究项目,围绕解决国民经济和国民经济发展中的重要科技问题,着重论述预期可产生的重大经济效益或重大的社会效益。在申请课题动笔之前,就必须掌握最新的文献资料,熟悉本研究领域的国内外最新进展,并结合自身的优势特色、工作基础,提出研究目标,要特别重视提出问题的创新性,对应用基础研究要特别对它在国民经济建设或社会发展中潜在的经济效益或社会效益有充分的分析。

(2)国内外研究状况的分析:对国内外研究状况的了解应十分清楚,分析要全面透彻,回答问题十分肯定,切忌含糊不清;对国内外研究状况的了解的程度反映申请者的科研阅历和能力,也是申请本项目的前提。

(3)研究目标:提出的研究目标要合理、适当,避免分散,突出有限的目标,对提出问题的理论依据,推测和假设必须严谨、科学,对创新内容的分析必须理由充分、合理。

(4)参考文献:一般列出10篇左右,20篇以内为宜,紧密结合研究内容,注意从时间上一般要3年以内的。

3.如何填写"研究方案"

研究方案一般包括5个方面的内容:研究目标、研究内容和拟解决的关键问题;拟采取的研究方法、技术路线、实验方案及可行性分析;项目创新之处;年度研究计划及预期进展;预期研究成果。

(1)研究目标、研究内容和拟解决的关键问题:一般课题研究内容不要过多,要有适度的难度,突出创新。研究目标要集中,必须具体、明确,它是研究的目的,是申请项目的精髓,申请者要准确地告诉评审专家你要做什么,要解决什么问题?有限的资助解决有限的目标,要依据可资助的经费额度,设计项目研究目标。研究内容要紧紧围绕研究目标,内容要具体,切忌内容分散、涉及面大而庞杂,要重点突出,不要面面俱到;拟解决关键问题选择得要恰如其分,应有所突破。

(2)拟采取的研究方法、技术路线、实验方案及可行性分析:项目的研究目标很好,但有多大的把握实现这些目标?如何实现研究目标?实施方案可不可行?这方面的问题是不是写得清楚,在评审中占有很重要的位置,50%以上的申请者是因这项内容填写不好而被淘汰。有的申请者因不愿意泄露自己的秘密而写得含糊不清,这个度只能由申请者自己掌握。如果是做得差不多了再去申请,用上一个课题费做这个项目,用申请到的经费做下一个项目,这是最好的保密办法。要评审人相信你能够实现研究目标,就必须写清楚你的实施方案,特别是创新之处,新的思路和新研究方法的使用,应清楚地写具体,可采用流程图或示意图。对自己的创新或对已有的研究方法、研究手段的变动,一定要详细叙述,说明变动的原因,或采取新方法的理由和优势。得让评审人信任你,不要让评审人去揣摩你的意图,也不能让评审人怀疑你是否有一个清醒的头脑。对研究中可能遇到的难点要有充分的估计,并有拟解决的办法,进行可行性分析论证。

(3)本项目的特色与创新之处:科学研究的核心是创新,要简明扼要、表达准确,起到画龙点睛的作用。特别与国内外研究的现状对比着写,突出自己特色和创新之处。

(4)年度研究计划及预期的研究进展:应包括每年的研究进度和每年的主要

研究内容,可能产生的阶段性成果;凡正式立项的科研项目每年都要检查科研完成情况,是否按计划进度完成。所填写的年度研究计划要具体、量化,具有可检查性。

(5)预期研究成果:对预期研究成果应有明确的预测,客观实际与研究内容、研究目标要相对应。如果是应用研究应该有研究成果的技术指标,作为项目完成后的验收指标;如果是应用基础研究成果,应预测发表几篇论文,甚至将论文名称都能拟定出来。

4.如何填写"研究工作基础"

科研评审强调选择创新性强的项目,同时还特别注重项目可行性,已有的研究工作基础显得十分重要。要求提供项目组主要成员以往的、主要相关的研究基础和实验室支撑条件的背景材料,并进行客观的自我评价。研究工作基础分为3个方面。工作积累和工作成绩:要写出与申请项目密切相关的前期研究工作基础、已有的研究成果或预实验结果;已具备的实验条件:科研设计中所需要的大型主要仪器设备应列出来,如果本单位缺少某种仪器设备,一定写出解决的办法,提倡利用国家重点或部门的开放实验室已有的实验条件,鼓励跨学科的合作;项目组主要成员的学历及工作简历:用这些客观实际情况,反映课题组的基本科研素质,应准确明了地写出来,不要嫌麻烦。还要把近3年发表的论著目录列举出来,如果过多,就列出与申请项目关系密切的。如果太少,就多写几年的。要把论著中全部作者名单和顺序、题目、发表年月、期刊名称、卷号期号都写清楚,用写实的方法来证明项目组成员的科研能力和客观地反映已有的工作基础,使评审专家正确判断该项目组对完成申请的项目有无成功的把握。

5.如何填写"经费预算"

项目的经费预算是否合理,直接影响项目的同行评议结果。漫天要价将导致项目被否决。要根据可能资助的强度来设计研究项目内容。研究内容不要太多,研究内容如果太多,会被评审专家认为研究目标难以实现而淘汰。研究内容也不能太少,总之要与申请渠道可能资助的经费额度相匹配。经费预算包括以下6个方面。

(1)科研业务费:测试费、计算费、分析费、国内调研和参加学术会议;业务资料费;论文印刷费、出版费;仪器有偿使用费;水、电、气费。

(2)实验材料费:原料、试剂、药品、消费品等购置费;实验动物饲养费;标本样品采集费。

(3)仪器设备费:申请项目专用仪器设备(一定要慎重)购置费、运输、安装费，自制专用仪器设备的材料、配件购置和加工费；大型仪器和办公设备不能申请科研费，这是申请单位应具备的条件，本单位不具备某些条件的，提倡利用国家重点实验室和部门的开放实验室的条件。

(4)实验室改装费：为了完成申请项目对实验室进行简易的改装，不能把实验室扩建、土建、维修费列入其中。该条一般应严格掌握。

(5)协作费：专指外单位协作承担资助项目的研究在实验工作中开支的费用。

(6)项目组织实施费(管理费)：这项开支不是每个渠道都能列支的。国家自然科学基金委文件规定，受资助的单位可按每个项目(或课题)当年获得的实际拨款额度提取10%作为项目组织实施费(管理费)，不得超前提取，更不能层层重复提取。

(二)申请书中常出现的问题

(1)科学意义不十分重要，学术思想缺乏创新，属于跟踪性研究或低水平重复课题。缺乏立论依据或有某些错误，对国内外研究状况掌握得不全，不了解最新进展(对正在研究的情况不了解)。

(2)拟解决的关键问题，提出的不恰当或不完整，研究方法不解决提出的问题，缺乏科学性。实验设计有缺陷，或不具体。

(3)研究目标不明确，分散而庞杂，往往因为研究内容过多，在有限的资助和有限的时间内难以完成而被淘汰。

(4)工作积累不够，缺少相应的研究工作基础。

(5)研究条件较差，缺少必要的仪器设备或必需的实验材料。

(6)研究人员力量不够，缺少工作时间的保证，项目组成员组成不合理。

第三节 临床科研选题与申报

一、临床科研选题的技巧

著名哲学家培根说过，“如果目标本身没有摆对，就不可能把路跑对。一个能保持着正确道路的瘸子总会把走错了路的善跑的人赶过去。不但如此，很显然，如果一个人跑错了路的话，那么愈是活动，愈是跑得快，就会愈加迷失得厉害”。培根所说的这句话充分表明了选题的重要性。那么如何选题呢？这里面有个选题技巧问题，归纳起来主要有以下几点。

（一）从临床实践中选题

临床实践是医学知识与医疗技术不断丰富、发展的基础，也是临床医学产生和发展的基本源泉和动力。在临床实践中，人们会发现各种各样的问题，有的迫切需要去解决，去探索，去研究，以寻求其正确的解决办法，因此临床科研工作者可从临床实践的需要去发现问题和选定课题。如在18世纪，由于当时产妇死于分娩后大出血的屡见不鲜，英国妇产科医师简·勃兰台首先采用了人与人输血法，虽然救治了不少患者，但也常出现输血严重反应而加速产妇死亡，这个问题引起了很多医学家的关注。奥地利生理学家兰特斯坦纳于1900年开始观察2个人血液混合以后的变化，结果发现了人的血型，这一发现恢复了人对人的输血方式，挽救了不知多少人的生命。后来又陆续发现MN、P、RH等十多种血型，从此输血就更加安全可靠了。兰特斯坦纳因此获得了1930年诺贝尔生理和医学奖。

（二）结合个人兴趣，紧扣自己的研究方向选题

临床医学范围很广，每一位医学工作者一般从事其中某一专业的工作，而在自己从事的这一专业中，又常常形成最感兴趣、最钟爱的某一方面，亦即是某一专长。如从事内科心血管病工作的人，有的对高血压病的防治兴趣浓厚，有的对心功能不全研究特别钟爱，有的则对用于心血管系统药物的研究较感兴趣。由于平时的学习与工作的积累，在理论知识、临床技能方面有较好的基础，并占有丰富的相关资料，熟悉了解研究进展和发展趋势等，从中发现与选择研究课题，应该说是一个很好的方法，选出的课题会有一定的意义与深度。19世纪下半叶，电在照明上得到应用，人们开始研究真空放电技术。在一个具有真空的玻璃管两端，分别封入正负2个电极，将高压电加在两端的电极上时，在装置阳极的玻璃管壁上会出现美丽的荧光，这种放电管叫阴极射线管。德国人伦琴是位物理学教授，他对阴极射线管内的荧光很感兴趣，并选作课题开始研究，最后，他发现了一种新的射线，起名为X射线。此成果很快被应用于医学，为临床提供了一种行之有效的新的诊断方法。X射线的发现被誉为19世纪末物理学三大发现之一。

（三）从学术交流与争鸣中选题

学术交流是人们把自己对某学术问题的研究包括研究方法、结果与存在的问题向同行介绍，互相取长补短。而学术争鸣则是研究人员从不同角度根据自身研究体会与结果对某学术问题看法的争辩。学术交流与争鸣对选择研究课题有重要作用,研究人员可根据交流中提出的问题或争鸣中谈及的某些事实与理由,抓住问题,发现问题,并从中选定自己的科研题目。许多科学家的研究多是从有争议的问题开始的,如美国芝加哥大学生物系毕业的沃森开始从事噬菌体遗传学的研究。1951 年 5 月他在意大利那不勒斯的一次生物大分子学术会上,听到了威金斯关于 DNA 的射线衍射分析报告,从此对 DNA 产生了兴趣。后来他与克里克在英国剑桥大学卡文迪实验室共同研究,在参考了诸多科学家的研究成果后,合理地解决了碱基配对难题,建立了 DNA 双螺旋结构模型。DNA 结构的揭示,标志着分子生物学的诞生。因此经常参加学术会议与讨论,听取各方面的意见与观点,对课题的选择非常有益。

(四)从文献记载中选择课题

一些科研工作者在研究过程中发现的问题,限于当时的科学技术水平、理论知识,或限于其所处环境、研究条件,或限于其专业结构知识,而无法解决,于是就记载在其论文或专著中公之于众,以供他人包括后人参考研究。也有的通过研究提出了关于某现象的各种假说,并记载下来以求他人继续研究证明。如关于经络组织形态学说就有周围神经说,经络与结缔组织相关说,经络与肌肉相关说,经络特殊结构论,经络板块结构论等;关于经络功能现象假说有:经络-皮质-内脏相关论,神经内分泌与第三平衡系统神经体液相关论,经络实质二重反射假说,经络-神经、循环、综合功能系统论,细胞间的信息传递假说等。研究者应根据自身研究的主攻方向和研究基础,从文献记载中选择课题,这是个很好的途径,选择的课题往往具有一定的研究水平和研究价值。

(五)从项目指南中选择课题

项目指南是科学基金为课题申请资助限定范围,以便更好地引导科研选题,把有限的基金用到迫切需要解决的重大问题的研究上。项目指南常是众多科技工作者包括科技管理者通过反复研究论证,结合科学研究发展趋势和生产实践中出现的问题最终制订的,因此,研究人员可以从科学基金会颁布的项目指南中,研究论证选择适合于研究的课题。由于项目指南上所列内容主要是起到引导限定范围的作用,其列出的项目与课题常比较宏观和笼统,据此选择课题时还应进一步缩小研究范围,并具体化。

(六)从学科交叉点或新兴学科中选择课题

随着科学技术的飞速发展,学科分支越来越多,这是学科高度分化、综合与交叉的结果。如定量药理学就是数学与药理学两个学科交叉综合的结果,时间生物医学就是时间生物学与医学交叉综合的结果，而男性学又是从泌尿生殖科学中独立出来的一门新学科。这些新学科，由于兴起时间不长，有着大量待研究的问题，从中选择适宜的课题不仅可能，一般讲意义价值也较大。一些学科交叉点也蕴藏着大量的研究课题可供选择，如性病，其社会科学、心理行为科学与医学交叉，寻找其病因与发病机制就要从医学、社会科学、心理行为科学着手。可以说新学科或学科交叉点选择课题，实际上是在选择那些将要成为热门的冷门。一旦冷门成为热门，你就已经走到前沿，走在别人前面了。

（七）运用借鉴移植方法选定课题

借鉴与移植是科学研究的重要方法，该方法主要是借鉴应用于某学科专业的先进技术方法，有效地移植到另一学科专业。借鉴移植方法的可应用性，主要在于各学科之间相互渗透与交叉日益明显，特别是相关学科专业之间，新的成果、新的思路与方法、新的技术的移植应用，已成为科研选题的重要方面。打破学科专业限制，冲破固有观念，开阔选题视野，往往有创新成就。如在我国古代发明了一种同身寸法作为取穴的度量标准，该法以本人之某手指长固定为长度单位，度量自身穴位。由于该法采用的是自身标准，消除了用度量尺度量人体时的个体差异的影响，被现代心血管诊断研究者选择为研究课题，其研究结果使该法科学合理地应用到内科心血管的食管调搏中，对确定调搏器探头在食管中的位置，该法显现出定位快速准确的优势。又如现代医学应用人体激素进行人工月经周期替代疗法对一些妇科病变有较好的效果，20 世纪 60 年代我国就有人对此开展应用中药取代西药进行人工月经周期疗法的研究，并最终形成了中药人工月经周期疗法，不仅提高了疗效，同时也减轻了药物的不良反应。

（八）从研究中出现的特殊现象再定新课题

科研工作者几乎都有体会，在研究过程中，常常有预想不到的新现象、怪现象出现，有的显然毫无价值，有的却值得深思与探索，从而可确定为新的研究课题。如科霍是位德国微生物学家，他研究细菌，开始时把肉汤作为培养基，但用肉汤培养出的细菌好多种混杂在一起，难以分离单纯的菌种。在一次偶然的事件中，他发现了熟土豆切口处有许多彩色的斑点，在显微镜下发现每一个斑点都由相同的细菌组成，他终于明白了肉汤里的细菌可以游动，如细菌固定长在固体物质上，便不移动。据此他研究出动物胶平碟细菌培养法。后来其学生赫斯改用海藻中的多糖提取物——琼脂代替动物胶，迄今琼脂固体培养基仍是细菌学实验中广泛采用的技术之一。当然，据此选题时，首先应对那些现象出现的可能原因予以初探，并应重复现象，最后才能作为选题并深入研究。

(九)对偶然的灵感追寻深究以选题

偶然灵感的产生有众多的因素,长期从事某一专业,掌握相关的专业知识,并正在深入思考与灵感相关的问题,应是主要因素。可以说,偶然的灵感是长期思考、“一朝醒悟”的结果。对偶然的灵感应紧紧抓住,追寻深究,有时有很好的收获,解决一些难以解决的问题。如胡剑北在研究穴位时发现很多穴位位于经络的曲折拐弯处,就突发奇想:是否凡是经络曲折拐弯处应该有穴位,而目前还没有被发现呢?继而想到是否可以用预测的方法,根据经络分布特点和已知穴位分布规律来预测新的穴位?结果他据此选题,经过多年研究,从经络循行规律和穴位分布特点着手,预测发现了至少 27 个新的经穴,并据经穴主治规律对新的 27 个穴位的主治功能进行了预测,完善了对新的穴位及其主治的预测。

以上介绍的几个科研选题方法,是人们一般常用的几种,这些方法可单独应用,也可综合应用。实际上在临床科研中还有更多的方法,研究人员可根据自身的具体情况,选择合适的方法选题。

二、临床科研选题的要求

(一)科学性

在社会实践的基础上,由社会的特殊活动所获得的关于自然界、社会、思维及其他客观现实的规律及本质联系的动态的知识体系,称之为科学。选题时要符合科学的这种性质,即所选课题是为了研究自然界、社会、思维及其他客观现实的规律和本质联系。临床科研属研究客观世界发展过程中的人体生命现象及其病变的运动形式范畴,因此选题要客观,有理有据。研究的目的与结论,要对客观存在的人体生命现象及其病变的运动形式能进行揭示,解释说明,总结利用等。切不可主观臆想,凭空捏造,想当然地违反科学与实际进行选题。更不可从封建迷信及与科学理论大相径庭的内容与现象中选题,其现象虽存在于社会上,但其扭曲了客观现实和本质。现在社会上有人称可远距离用气功治病,有人称耳可识字,也有人称其眼可透视人体等,种种奇怪现象,时有发生,然而从人体生命现象的客观现实来看,这些奇怪现象是不可能发生的。选择这类现象作为研究内容,其选题不仅不科学,更是荒诞不经,永远也不会研究出符合客观实际的成果。如1668 年的一天,法国医师巴黎大学教授丹尼斯给一个性格暴戾的男子输羊血,希望以此改变他的性格,因为羊的性格温顺。丹尼斯在患者的要求下用一根细金属管子将羊的腿部动脉血输入男子大腿血管中,在输入 150 mL 后,这男人竟安然无恙,后来采用同样方法又输了两次,第 3 次患者在痛苦中死去。丹尼斯研究通过输入温顺动物的血给暴躁的人，以改变人性格的这种做法显然违背了科学，注定要失败。

（二）新颖性

新颖指的是新奇，与一般的不同，是从来没有的，又是非常奇特的，故又称之为创新。创新多指学术思想而言。选题具有新颖性，就是要求所选课题是从来没有研究过的，是最新的问题。凡具有新颖性的课题，其研究结果属基础理论的，则常有新发现、新理论，发现新规律、新机制、新观点、新解释等；属应用研究的，则为新发明、新技术，以临床医学为例，则对于疾病有新的诊断方法、治疗方法、预防方法、康复方法、新药品、新器械等；属开发研究的，则增加了新品种、新剂型、新用途。创新性的大小常可用国际、国内、省内或行业部门首创等来表示。

（三）先进性

先进性与创新性是密切相关的，创新必然先进，先进则表示创新的程度。先进性多指技术、方法而言，具有先进性的课题多指他人虽有研究，但尚未解决，有待深入探讨，以修改补充；或对原有技术方法、产品等在水平、档次上提高等。先进性往往从一定地区、一定范围、一定时限来评价。如国际先进、国内先进、省内先进等。选择的课题要有一定的先进性。

（四）可行性

可行性是指提出的课题在开展研究时，可否顺利执行与完成，所需要的设备条件、课题组组成人员的科研水平与能力能否胜任此项课题，课题是否已具备研究基础等。选择课题应充分考虑其可行性，如开展某疑难病症的研究，需要数百例患者的合作，但该病的发病率很低，课题研究者单位每年只能接诊数例，又未联系其他单位合作，这就是可行性不够了。又如某研究者选择1～3岁小儿隐睾发育研究，为了了解隐睾发育的组织变化，其研究方案中设计在治疗期间，对下降过程中不同时期的隐睾进行活检，但是家长不会同意在其儿子隐睾上反复活检，所以实属不可行。可见，选题不仅要注重科学性、新颖性、先进性，还应考虑可行性，否则即便课题特别新颖，也难以完成。

（五）需要性

科学研究应当为社会、生产和科学发展做出贡献，解决存在的问题，提高科学、生产水平、创建新的领域等，因此科学研究选题时必须考虑社会生产实际的需要，人类生活实际的需要与科学发展的需要，以便选题研究成功后能产生经济效益、社会效益或能推动学科建设和发展。临床科研的选题首先应当从人们防病治病、保持身体健康的需要出发，重在疾病的诊断、治疗、预防、康复和保健，发明创造新的诊治方法和药品。对人体生命现象的探索，从临床科研角度也应以揭示健康与疾病的关系为主，以满足医学学科发展的需要。如对治疗恶性肿瘤药物的研究和研制就是当前临床迫切需要做的事。我国北京第四制药厂根据南宋景定甲子年对一种昆虫——斑蝥可治疗癌症的记载，对斑蝥进行研究，从斑蝥中提炼斑蝥素，经水解后得到了斑蝥酸钠，经临床证明对肿瘤抑制作用明显，不良反应小，尤其适合治疗原发性肝癌，对食管癌、贲门癌、肺癌等亦有效，这是世界上第一种昆虫抗癌药。后经药学家王广生改造了斑蝥酸钠的结构，创制了用合成方法制造的去甲斑蝥素，不仅抗癌作用未变，还有升高白细胞作用，可协同化疗、放疗、抗癌。这类科研选题就满足了临床需要。

三、临床科研选题的程序

临床科学研究选题从发现问题到确定选题，有一个过程，这个过程经不断总结已发现有其相对固定内容和孰先孰后的进行次序，此即临床科研选题的程序。选题过程的长短，选题的正确与否等，均与选题程序密切相关。因此，了解选题程序，掌握选题程序，就是科研人员必不可少的知识了。

（一）初始念头与联想

选定一个课题并非是心血来潮或随心所欲，而是经过一段时间的思考、酝酿的结果。科研总是从对某现象产生好奇、疑问中出现萌芽的。人们在实际工作生活中，总会遇到一些问题或现象，对有准备的头脑来说，必然会引发一些念头，经过其已有知识的联想加工，就会产生思维的飞跃，形成要追根刨底的想法，由此而有意识地进行下一步的主动活动。如在听诊器发明之前，医师听诊的方法是把耳朵贴在患者的胸膛上听，既不方便，又不容易听清楚，且难以诊断疾病。1816 年法国病理学家、临床医学家和巴黎医学院教授雷奈克无意中看到 4 个男孩围着一块跷跷板玩，其中一个男孩从地上捡起了一枚别针，在跷跷板的一端用手划着别针玩，另 3 个孩子则把耳朵贴在另外一端听着通过木头传来的声音，声音很清楚。雷奈克发现了这个现象，很好奇，并由此试用硬纸筒放在患者胸部听，结果世界第一只听诊器发明了。雷奈克从孩子们的游戏中想到了利用其原理去发明听诊器并非是凭空产生的意念，他在巴黎医学院进修时，就因没有一个适用的诊断技术，曾在病房与另一位医师为诊断患者究竟是肺炎还是肺脓肿而争论不休，为此，他把精力开始用到临床诊断用的器械研究上。由于雷奈克一直在苦苦思索这个问题，看到孩子们游戏中的声音传导现象，才能产生联想，最终发明了听诊器。

初始念头的产生可以在任何场景、任何时间、任何活动中，临床科研选题中的初始念头则往往产生在临床实际工作中。在诊治患者时，当然也有在查阅文献时，学术交流时，与人争论中产生。一旦产生意念，最好的办法是即刻记下来，因为从人的思维特点看，有的念头、想法一闪即逝，如不随身携带记录本随时记录，就有可能错失一个好的课题的机会。产生了初始念头后，要努力联想，深入思考，不断强化，以发现这个念头是否值得进行下一步探索工作。

（二）查阅文献与建立假说

初始念头的形成，只是选题开始的第一步。由于初始念头仅仅是通过对临床发现的问题进行思维的初步加工，因此初始念头的正确性如何，其中所含内容是否已有人研究过等，还需进一步得到解答。通常的办法是查阅文献，以便从已有资料中判断初始念头的价值、水平与创新性。

科学问题的研究常常需要较长时间，由许多人共同连续研究完成。文献资料中对此常有记载，从中可以发现问题的现状与历史，既往研究中采取的方法与思路，已有哪些问题得到解决，解决的程度如何，从中对自己的初始念头向科研课题的转变会有启发与借鉴，即便文献资料中没有自己初始念头的问题，也可从类似问题的研究报告中了解该念头，进一步作为课题研究时要注意的问题等。当然，倘若文献资料中已详细记载了与该念头相关的内容，就应放弃，不必再花费精力去研究了。

文献查阅及理论思维，可使初始念头成为科学假说。巴甫洛夫说过："在科学思想的探索中产生科学的假设——这是科学的先遣的侦察兵。"

科学假说的正确与否，决定着科研工作的成败。如美国生化学家布卢姆伯格建立过这样一种假说："接受过大量输血的患者，可能产生一种或几种多形血清蛋白的抗体，而这些血清蛋白是他们先天所没有的，是从供血者那里得到的"。他为此假说大量收集血清进行检测研究，1963 年从一位祖籍为澳大利亚的患者血清中发现了一种过去文献中从来没有记载过的蛋白。为弄清这份血清中新型蛋白的性质，他去到澳大利亚，在许多当地人的血清中找到不少这样的具有抗原性的蛋白，于是他便将其命名为"澳大利亚抗原"。他由此开始改变原来的看法，否定了原来提出的假说，认为这可能与遗传有关，从而提出了新的假说——"'澳抗'是先天性的、遗传性的物质"。回到美国后，他对美国癌症研究所里保存的 20 万份血清作了澳大利亚抗原的检查，发现原属阳性的 6 年后仍显阳性，原属阴性的 6 年后仍显阴性。这一现象使他更加相信他所提出的新的假说。

1966 年，他开始做"澳抗"与 20 种疾病患者关系的调查，发现白血病和先天性愚型人“澳抗”阳性最高，于是他开始研究这些人的染色体的基因与“澳抗”的关系，甚至提出了所谓“澳抗等位基因”的术语，走入了歧途。

然而，一个偶然的事件推翻了他的学说，使他走出了长期徘徊的迷宫。在他们门诊患者中有一个先天愚型患者，其第1次血清检查“澳抗”为阴性，而第2次检查却为阳性。布卢姆伯格对于这种完全违反了他的假说的特殊病例给予了重视，立刻将患者收入院进行彻底检查。通过一系列肝脏化学检验，表明此患者患有慢性无黄疸型肝炎。通过肝脏活检，从病理学角度进一步证实了患者肝脏确有炎性改变。据此布卢姆伯格又否定了他第2次提出的假说，提出了第3个假说“澳大利亚抗原可能与肝炎有关”。

布卢姆伯格对其新的假说又做了大量的工作，如测试“澳抗”阳性组和阴性组先天性愚型患者血清SGOT、SGPT，检测急性肝炎患者的“澳抗”等，所得结果都为其新假说提供了有力的证据。1969年秋，布卢姆伯格从日本人大川内将澳抗阳性的血液输给“澳抗”阴性的人，结果受血者中发生肝炎的比率很高的实验中受到启发，他反其道而行之，将“澳抗”阴性的血输给“澳抗”阳性的人，结果受血者出现输血后肝炎的人极少，从而证实了他第3次提出的假说，并最终得出了“澳大利亚抗原是乙型肝炎病毒抗原”的结论。这一结论终于在1971年被世界各国医学家认可，他因此获得了1976年诺贝尔医学奖。

从上述举例可以发现，假说是根据已知科学事实与结论对未知事物规律所做的一种假定性猜测，因此假说必然具有2个明显的特征，假说基于客观存在的问题和现象，根据已知规律进行科学思维与论证有其一定的合理性，此其一；但是否完全符合客观实际还有待研究证实，这说明其又有不确定性，甚至错误，此其二。一个科学的假说而非毫无根据的冥想和迷信传说所编造的假说的建立，一般是从个人实践中总结归纳提出的，是经过与以往文献资料对照比较的，是基本符合科学的原理与规律的。由于假说只是对提出问题的一种初步分析和综合，它和已被证明了的科学理论不同，它本身是科学性和推测性的统一，其内容能否正确地反映客观事实和规律，必须通过实践去验证。假说的验证结果不外乎有肯定和否定“肯定”则成为新的科学理论；“否定”则假说被实践推翻。

(三)选择研究方法与预试

有的假说由于条件的限制，暂时难以开展研究；有的假说由于提出者的素质和所在环境因素无法去实践、去证实的情况，古今有之。因此，提出假说并要使之成为可开展的研究课题，接下来就要选择适宜的证实假说的方法或手段。这些方法与手段重在能研究证实假说内容，而不在于其是否属高、精、尖，应当实事求是，选择科学、合理、行之有效的已有方法或手段，或创新一种方法或手段。

选定课题前最好先做些预试验，以观察该课题有没有成功的希望，选择的研究方法或手段是否可行？具体研究过程中还可能出现哪些问题。由于预实验有投石问路的性质，因此通常采用小样本开展部分相对重要的内容预试，此不仅少消耗人力、财力，也有利于熟悉、调整所需用仪器设备的操作方法与性能，对最终选定题目、顺利开展科研有重要作用。

（四）确定课题与构思题目

通过建立假说、选择研究方法、开展预试验等过程，发现科学假说有研究的可能性后，就应当将课题确定下来，并构思能反映所选课题的题目。题目就是应用简洁明了的文字，高度概括所选课题。题目将反映出研究者对课题研究目的、内容、方法是否有清晰、明确的认识。

从文字角度论，一项科研课题的题目总字数（包括标点符号）不应超过25个字，有的可以有副标题。题目的文字结构一般要求有：①表达专业内容的限制性术语，如以研究病变论，研究病因的应有暴露因素和病名，如“吸烟与肺癌”；研究发病机制的应包括研究的疾病名称和某方面机制，如“少弱精子症与锌的缺乏”“细胞凋亡与糖尿病视网膜病复发的机制”；研究诊断的应包括研究的疾病名称和诊断方法，如“游离睾酮水平在诊断阳痿中的作用”；研究方法学的应包括疾病名称与治疗方法，如“紫杉醇透皮吸收的方法学实验研究”。②表达研究目的的文字，如“取穴方法的标准化研究”，其中标准化就是该题目中的目的，又如“巴戟天、锁阳、枸杞子3种药物对精子体外活力的影响”，该课题以研究3种中药对精子活力的影响为目的等。③表达研究手段方法的文字，如“应用分子生物学方法确定肝炎病毒的分类地位”等。④一般用动名词结尾，以表达课题的性质、特点。如临床观察、实验研究、调查报告等，并附加限定性语词，如初步研究、探讨等。

从内容表达论，题目不能过大。如以“消化道肿瘤的临床研究”作为课题名称，就属于此类情况。该题目使人不清楚研究者是要研究消化道肿瘤的诊断、治疗还是预后；同时消化道肿瘤有多种，是研究全部消化道肿瘤，还是仅研究其中的一种，若属前者，则显然过大。其他如研究乙型肝炎就不能仅在题目上写成肝炎，研究脑出血就不能仅写成脑血管病等。以上均是确定科研课题名称时要注意的问题。

四、临床科研选题申报书的撰写与申报

临床科研选题申报书又称为开题报告（以下简称申报书）。填写申报书是极

其困难的事。一位诺贝尔奖获得者曾说过，在他一辈子科研生涯中，最痛苦的事就是填写科研申报书了。然而填写申报书是争取科研基金资助或立项的重要步骤，申报书也是反映科研人员具有的内在价值与学术水平的文件。科学研究基金委员会聘请的专家对申报项目的评审，基本上是根据申报书中所填的内容，决定是否批准立项与资助。若申报书填写规范，详略适当，内容表达清晰，对学术问题思考缜密、科学，分析问题深入，则容易得到专家认可。若申报书内容混乱，表达不清，漏洞百出，则肯定被淘汰。因此要高度重视申报书的填写。

申报书填写的基本要求是：实事求是，严肃认真，详略适当，标准规范，用词准确，语句流畅，字迹工整，不宜缺项。

由于各基金委员会根据资助的目的、性质、范围等不同，而制订了格式不尽相同、填写内容栏目各异的申报书，现就其共同具有的主要栏目内容与填写要求进行介绍。

申报书的栏目据其填写内容在申请立项与资助中的作用，可分为一般栏目、核心栏目、其他栏目三部分。填表前，应认真阅读填表说明。

(一)一般栏目及其填写要求

一般栏目包括申报书封面、简表（含摘要部分）、国内外研究概况及其进展、研究进度及年计划指标、成果形式、申请者和项目组主要成员简历等。

1.申报书封面

申报书封面包括项目名称、申请者、所在单位、邮政编码、通信地址、电话、传真、申请日期，以及项目类别、学科领域，有的还有课题编号、申报学科代码、课题标志等。

(1)项目名称要求简明扼要，并具有特色，一般不超过25个字（包括标点符号），注意专业术语的准确化，不可口语化或方言。

(2)申请者是指本项科研课题实际申请者要真实，因将涉及今后科研申报批准后的课题能否执行，按质按期完成，以及完成后获奖等一系列问题，有关申请者的名誉、待遇，如职称晋升、政府津贴等，也将与之有关。因此课题申请者一定应是课题的提出与完成者。

(3)申请单位要写全称，以单位公章为准，涉及多个协（合）作单位时要根据研究任务的多少等确定好主次。

(4)其他如项目类别等，可据填表说明，准确填写，有的基金凭此进行初步分类归档，若填写有误或空填，可被视为形式审查不合格，而难以进入下一步评审工作。

2.简表

简表分为研究项目、申请者、项目组、摘要、主题词等。简表内容将输入计算机,必须逐项认真填写。此栏要注意填写的是以下部分。

(1)项目组成员:①成员组成要合理,包括年龄、职称、专业等,有的课题还要注意性别。②投入的研究时间比例要恰当,主要研究者投入时间一般在每年6个月以上,参加者可视情况每年3个月至全年不等。③分工要具体,可按分题分工,也可按具体承担的内容分别注明。④名序排列要严肃,要实事求是地根据研究者在研究中已做或将做的工作与贡献排定。⑤每位研究者一般仅能参加2项科研课题的申报。

(2)摘要:此在简表中是最重要部分,为核心栏目。填写时,注意在有限的字数中将研究内容、采取的方法、目标与意义等予以表达,有一定的难度,要反复推敲。本栏一般限制在160字左右(包括标点符号)。

(3)主题词:由于课题检索的需要,填写要准确、规范,最好参照有关主题词的专书填写,不宜随意乱填,一般要求填写3个左右。

3.国内外研究概况及其进展

此栏主要考查申请者对国内外与本项目有关的研究概况和最新进展的了解程度,及其综合分析、系统归纳、发现问题、预测研究动向的能力,也是提供评审专家评审课题时的参考内容之一。此栏基本上不要直接谈申请项目内容,更不宜空洞地大谈申报项目的意义如何,效益如何。主要是对有关研究内容加以综述或概述,但应提出与本项目有关的问题。如果申请的项目是首次提出,密切相关的研究尚未开展,也应以科普的方式概述与本项目有关的知识或问题,切不可简单地填写或缺项不填。填写此栏要注意的还有:对所涉及的参考资料要按照论文发表时所要求的那样,格式规范地列出参考文献,并在表中相应的内容处注上序码,以备评审专家参阅。

4.研究进度及年度计划指标

本栏填写一般应分年度撰写,如某年某月至某年某月要做哪些工作,完成什么研究内容,考核指标是什么。要注意留出一定的时间,总结撰写全部研究报告,整理鉴定材料等。

5.成果形式

成果形式主要有论文、专著、药品、医疗器械、试剂、方法、软件等。可据研究结果选择。

6.申请者和项目组主要成员简历

申请者和项目组主要成员简历除了一般性介绍外，重点写明科研经历、科研项目承担与完成情况、获奖情况。发表的论文、出版的专著等，要列出具体内容。

(二)核心栏目及其填写要求

核心栏目包括简表中摘要栏、研究方案、研究基础、经费预算、实验动物等。

1.研究方案

(1)研究目标、研究内容和拟解决的关键问题。此栏填写应注意：研究内容要具体，使评审者了解申请者拟做什么工作，能否达到研究目标，拟解决的关键问题是否是关键等。研究目标应是具体的学术目标，关键问题是具体的学术问题等。如研究目标是研制一种新型外用治疗小儿腹泻的药物，研究内容有药物的组成及剂型、用药的部位、用药前后的观察指标及药物的急性毒性试验、慢性毒性试验、皮肤刺激试验、药物效果试验等，解决的关键问题是如何解决药物剂型等。

(2)拟采取的研究实验方法、步骤、技术路线及可行性分析。本栏应具体写明研究时采用的方法与实验过程。如采用影像诊断方法，还应具体写明何种影像，是B超还是CT，是X射线还是热像图等。其他如免疫组化方法、放免测定法等，不仅要具体写明实验所采用的方法，对观察的指标，如激素水平、免疫球蛋白、cAMP、cGMP、ACh等均应详细注明。涉及的实验观察患者，应有具体例数与选择标准，如年龄、性别、病程、诊断标准等。观察患者的分组情况、对照组情况等。如系实验动物，应注明何种动物及其品系，标本采集办法、制作办法等。如需动物造模，应写明造模方法及成模指标等。对结果如何处理也应注明，如采取统计学方法处理数据等。对本栏的可行性分析，可根据自己曾做过的工作或已有文献报道，有类似研究方法介绍等加以论证。由于本栏是专家评审时重点审阅的内容，是申报书中的核心部分，填写越详细具体越好，涉及保密部分，当然不能和盘托出，但应作巧妙处理，必要时可另纸填写，密封交基金委员会。

2.研究基础

研究基础包括与本项目有关的研究工作积累，已取得的研究工作成绩，已具备的实验条件，尚缺少的实验条件和拟解决的途径等。可重点介绍已做过的与本项目有关的科研工作及发表的论文、专著，或其他形式的成果，包括所做预试工作，承担并完成的科研项目等。临床科研中若涉及大样本病例观察的研究项目，还可提供有关患者来源、数量、病种情况。关于实验条件，应注明实验室规模、人员、设备及开展过何项工作等，可发挥单位整体力量与条件，不应仅局限于某一科室。对不足部分，可通过与有条件单位合作方法去解决。

3.科研经费预算

各基金关于经费预算均有具体规定，一般分列以下几项预算。

(1)科研业务费包括测试、计算、分析费，国内调研和学术会议费，业务资料费，论文印刷费。

(2)实验材料费，原材料、试剂、药品等消耗品购置费，实验动植物的购置、种植、养殖费，样本、样品的采集加工费和包装运输费。

(3)仪器设备费主要是自制专用仪器设备的材料、配件购置费和加工费。一般不资助较大型的仪器设备的购置，但可允许设备租用费的开支。

(4)实验室改装费为改善资助项目研究的实验条件，对实验室进行简易改装所开支的费用，但扩建、土建、房屋维修费用不得列入。

(5)协作费指外单位协作承担资助项目研究实验工作开支的科研费用。

(6)项目组织实施费一般为5％～10％，由单位掌管。

关于经费预算总额，要根据所申报的基金资助的平均强度和课题的实际需要，合理地确定。若请求资助的费用过高，超过了基金委员会规定的强度，会因经费要求过多而使项目难以获得批准。

4.实验动物

目前关于实验动物的要求越来越严格。一般医学科研基金申报时均需填写所用动物种类、等级及合格证情况。对不合格的实验动物，不仅涉及的科研项目不予立项与资助，即便单位自筹资金开展了科研，今后也难以报奖，论文也难以在国际及国家级重要刊物上发表。

(三)其他栏目及其填写要求

其他栏目包括单位学术委员会、推荐者、合作单位等的意见，以及合同页等。

1.单位意见

应说明表中所填内容是否真实，并做出允诺保证支持与监督课题顺利进行，不应仅写上“同意申报”等简单几个字。

2.推荐者意见

对不具有高级职称的申报者或申报青年课题时要有专家推荐意见。推荐专家一般要有2名，应与申请项目有关，具有高级职称。推荐重点是申请者的科研素质与科研经历，对申请的项目内容也可进行评介。推荐者实际上是项目初审者，亦是帮助申报内容完善者，故一定要请有“真才实学”，并在学术领域有一定权威的专家教授作为推荐者。

3.合作单位意见

合作单位意见要表明愿意合作的意愿及可提供的条件和可承担的内容等，更要注意签章。

项目申请书是申请者以充分地、清晰地理由阐明课题意义、学术思路、研究方案、技术关键等来“说服”评审者的重要媒体，也是反映申请者学术水平高低、思路是否清晰、知识是否广博的重要文件，绝不可等闲视之。

第六章

人事档案管理

第一节　人事档案的规范化管理

人事档案规范化管理是实现人事档案标准化的前提和基础，也是提高人事档案管理效益的有效途径。

长期以来，我国人事档案在管理思想、管理办法、管理手段和条件等方面存在着许多混乱现象，尤其是当今人事档案管理信息系统的无序开发和低端应用，制约着我国人事档案工作的发展。因此，在新的历史条件下，加强人事档案的规范化管理，对于历史地、全面地了解干部、实行党管干部，更好地开展组织人事工作，开发人事档案信息资源为社会主义现代化建设服务，具有十分重要的意义。

一、人事档案规范化管理的含义与特征

人事档案规范化管理是指根据组织、人事、劳动等部门的现实要求，科学地、系统地、动态地管理人事档案，使人事档案发挥效能，更好地为社会主义现代化建设服务。

科学地管理人事档案，就是按照人事档案形成的客观规律，在档案学理论和组织人事理论的指导下，通过建立人事档案管理的法规体系，对人事档案进行科学的组织和加工，保证人事档案的真实、完整、安全和实用，做到收集完整、鉴定准确、整理有序、保管安全、利用方便。

系统地管理人事档案，就是按照人事档案的类别、形式、性质和特点进行分类和整合，保持人事档案内容和形式之间的内在联系，做到层次分明，项目清楚，结构合理，体系完整。

动态地管理人事档案，就是采用电子计算机等高新技术和手段，形成人事档案的网络体系，积极开发人事档案信息资源，实现人事档案信息资源的共享。

由此可见，科学性、系统性、动态性是人事档案规范化管理的显著特征。

二、人事档案规范化管理的目标

人事档案规范化管理是一项理论性和实践性都很强的活动，内容很丰富，任务很繁重，就其整体而言，其总的目标主要有以下五项。

（一）收集完整

人事档案材料的来源具有多维性、广泛性和分散性的特点，只有完整、全面地收集人事档案材料，才能使人事档案体现一个人的全部信息，做到“档即其人”，才能为各级组织、人事、劳动等部门了解人、选拔人和使用人提供重要依据。因此，完整地收集人事档案材料，必须做到：明确收集归档的范围；制定收集工作制度；采用先进科学的收集方法，如整理前收集和整理后收集、内部收集和外部收集、纵向和横向收集、经常和突击收集等。

（二）鉴别准确

鉴别是保证人事档案真实、完整、精练、实用四者有机统一的重要手段，只有内容真实、准确和完整的人事档案，才能正确反映人员的经历和德才表现，才能为组织人事劳动等部门提供正确可靠的依据，保证党的组织人事路线方针政策的贯彻执行。为此，鉴别工作必须始终坚持去伪存真、取之有据、舍之有理，具体问题具体分析的原则，采用“看”（归档材料是否准确）、“辨”（辨别材料是否真实）、“查”（材料是否完整）、“筛”（保持材料精练）、“审”（手续是否完备）等方法，使归档的材料能客观、准确地反映人员的情况。

（三）整理有序

整理是对收集并经过鉴别的人事档案材料以个人为单位加工成卷的过程。其目的是使人事档案材料系统化、条理化、规范化。其总要求是分类准确，编排（归档）有序，目录清楚，装订整齐。重点是分类和编排（归类），它是人事档案整理工作的关键。分类和编排（归类）必须坚持性质判断、内容判断和同一标准判断的原则。

（四）保管安全

人事档案的保管工作，就是根据党和国家有关档案工作、保密工作的法规和制度，按照人事档案管理和利用的要求，对人事档案所实施的安全、保密、保护和科学存放的活动。安全、保密、有效保护是人事档案保管工作的核心和宗旨。因此,人事档案的保管工作必须做到:①坚持集中统一、分级管理的原则。②实行科学保管、确保工作质量。③坚持“六防”“十不准”,加强安全保密工作。④改善保管条件,做好基础工作。在信息化条件下,不仅要注重人事档案实体安全,还要注意保障人事档案信息内容的安全。

(五)利用方便

开发人事档案信息资源并有效提供利用,是人事档案管理活动的根本目的。只有提供利用,为组织、人事、劳动等部门服务,才能发挥人事档案的作用,产生社会效益和经济效益。同时,也可使人事档案工作质量得到检验和提高。提供利用人事档案是一项政策性、业务性很强的工作,必须坚持保密原则、需要原则、有效原则和客观原则。因此,除了提供人事档案原件外,还需要利用人事档案管理系统建立个人档案信息,编制专题信息资源,开展多种形式的主动服务、联机检索、信息推送服务等。

三、人事档案规范化管理的途径

这里主要是从宏观的角度而言。

(一)加强人事档案法规体系和制度建设

人事档案的法规体系是指与之相关的法律、行政法规、行政规章及规范性文件等的总称。目前,我国已初步建立了一套人事档案管理的法规体系,如《中华人民共和国档案法》《中华人民共和国保密法》《中华人民共和国刑法》中都涉及人事档案的一些条款。《中华人民共和国档案法实施办法》(1990 年)、《干部档案工作条例》(1991 年)、《企业职工档案管理工作规定》(1992 年)、《干部档案管理工作细则》(1991 年)、《关于干部档案材料收集、归档的暂行规定》《关于加强流动人员人事档案管理工作的通知》及《补充通知》(1988—1989 年)、《干部人事档案工作目标管理暂行办法)(1996 年)、《干部人事档案工作目标管理考核标准》《关于进一步开展干部人事档案审核工作的通知》(2006 年)、关于印发《干部人事档案材料收集归档规定》的通知(2009 年)等,这些档案法规对我国人事档案的规范化管理工作起到了巨大的推动和促进作用。但是,现实工作中有法不依、执法不严的情况还时有发生,同时,由于人事档案材料的广泛性和分散性,许多类型的人事档案还处于无法可依的状况。另外,我国普遍存在重干部档案轻工人、学生、军人档案的现象,这些都需要加强人事档案法规体系的建设,加大人事档案管理的执法力度,依法治档,这是做好人事档案规范化管理工作的重要保证。除了法律、法规外,制度建设也是人事档案规范化管理的重要内容。建立健全规章制度是实现人事档案科学管理和规范化管理的重要举措，也是人事档案工作开展好坏的一个重要标志。为此必须建立以下人事档案工作的制度，即管理人员工作制度、档案编排存放制度、材料收集归档制度、查借阅制度、档案整理制度、档案转递制度、档案统计制度、安全保密制度、工作联系制度、死亡报告制度、档案销毁制度、检查核对制度、资料积累及工作移交制度等。各级组织人事劳动部门应结合本单位管档实际，对各项制度进行修改、补充和完善，使各项制度更加具有实用性和操作性。

（二）积极开展人事档案工作目标管理活动

人事档案工作目标管理是指根据党的组织路线、人事劳动工作政策和国家档案工作的方针、政策、法规及规定的要求，以及人事档案事业发展现状和近期发展规划，设计人事档案工作的基本内容和等级标准，按照规定的办法和程序进行考评，认定等级。它是人事档案实行规范化、科学化、现代化管理的有效措施。目前，我国文书档案、城建档案、机关档案等管理部门已经开展了目标管理工作，并取得了成功。实践证明，它对加强档案的规范化管理，提高服务质量，发挥档案的作用意义重大。因此，人事档案管理应借鉴其经验，积极开展目标管理活动，使我国人事档案管理尽快走上规范化、科学化、现代化的发展轨道。人事档案工作目标管理应在其他部门档案目标管理基础上突出自身的特点，做到有针对性和可操作性。中组部1996年已制定了《干部人事档案工作目标管理暂行办法》《考评标准》及《检查验收细则》，全国部分省市也已着手进行干部人事档案的目标管理工作，这是我国干部人事档案向规范化、科学化、现代化管理方向迈出的一大步。

人事档案目标管理的主要内容有：①组织领导；②管理体制范围；③队伍建设；④档案收集与鉴别；⑤档案归档与整理；⑥保管与保护；⑦利用和传递；⑧制度建设和业务指导等。每一项内容细分为各个条款，每个条款都有明确具体的目标要求和量化指标，通过目标要求和量化指标对照检查人事档案部门的具体工作，然后给予准确的评分，根据总的评分认定其等级。开展人事档案目标管理活动，可以指导、监督、促进和规范人事档案部门的各项工作，极大地调动人事档案部门的工作积极性。提高人事档案部门的工作质量，使其更好地为组织人事劳动部门提供决策和依据，更好地为社会主义现代化建设服务。

（三）促进人事档案部门的干部队伍建设

人事档案要实现规范化管理的目标，需要建立一支政治素质高、业务能力强、知识面宽、德才兼备的干部队伍。加强人事档案的干部队伍建设，是人事档案规范化管理在新的历史条件下的客观要求和重要保证。为此,必须做到:①加强对人事档案工作人员的培训和继续教育,包括政治强化和业务学习,努力提高其政治和业务水平。②积极充实人事档案干部队伍,争取把一些政治素质好、有档案专业知识和组织人事工作经验的同志分配到人事档案工作岗位上,也可从高校档案专业、综合性档案馆等招录一些高素质的人员从事人事档案工作。③要保持人事档案干部队伍的连续性和稳定性。现在许多人事档案部门的工作人员多为兼职,有的地方频繁换人,有的地方人员走了没有及时补充,这样既不利于保密,也不利于人事档案工作的管理和干部队伍建设,更不利于人事档案事业的发展。因此,人事档案干部队伍应保持连续性和相对稳定性做到"先配后调",重在培养和建设,这是做好人事档案工作和进行规范化管理的关键和长远大计。

另外,人事档案管理规范化管理还可以从微观方面去考察,尤其是从本单位管理人事档案的实际出发,结合相关人事档案管理方面的要求,从具体的档案管理工作环节上进行规范化管理。

第二节　人事档案的信息化管理

一、人事档案信息化管理的含义与内容

人事档案信息化是在组织人事部门的统一规划和组织下,在人事档案管理活动中应用现代信息技术,对人事档案信息资源进行组织、管理和提供利用,做好人才信息基础保障工作,是运用现代信息技术管理人事档案的过程。

(一)人事档案信息化管理的含义

人事档案信息化管理是信息化的产物,它随着信息化的发展而产生。1963 年,日本学者 Tadao Umesao 在题为《论信息产业》中提出:"信息化是指通信现代化、计算机化和行为合理化的总称。"其中,通信现代化是指社会活动中的信息交流基于现代通信技术基础上进行的过程;计算机化是指社会组织和组织间信息的产生、存储、处理(或控制)、传递等广泛采用先进计算机技术和设备管理的过程;行为合理化是指人类按公认的合理准则与规范进行。这一界定,不仅带来了"信息化"这一全新的术语,而且为全球创造了个高频使用的词汇。从 20

世纪70年代后期开始，西方国家开始普遍使用“信息化”一词，并对其内涵进行探索，产生了许多定义。及至1997年召开的首届全国信息化工作会议，我国关于信息化的定义也是大相径庭：“信息化就是计算机、通信和网络技术的现代化。”“信息化就是从物质生产占主导地位的社会向信息产业占主导地位社会转变的发展过程。”“信息化就是从工业社会向信息社会演进的过程。”“信息化是以信息技术广泛应用为指导，信息资源为核心，信息网络为基础，信息产业为支撑，信息人才为依托，法规、政策、标准为保障的综合体系。”

理解信息化的内涵，首先需要理解“信息化”一词中的“化”字。“信息化”表现为一个过程。首届全国信息化工作会议上，“信息化”就被认为是一个“历史过程”“是指培育、发展以智能化工具为代表的新的生产力并使之造福于社会的历史过程”。不仅如此，“信息化”还表现为一个动态发展的过程，正经历从低级到高级、从简单到复杂的发展。总体看来，信息化是在经济、科技和社会各个领域里广泛应用现代信息技术，科学规划和建设信息基础设施，有效地管理信息资源和提供信息服务，通过技术、管理和服务不断提高综合实力和竞争力的过程。

信息化这个动态的发展过程势必影响人们对其内涵的认识。经过国内外学者不断探讨，尽管界定“信息化”的方法有多种，但无论如何界定，信息化的基本内涵主要体现在如下几方面：①信息网络体系包括信息资源，各种信息系统，公用通信网络平台等。②信息产业基础包括信息科学技术研究与开发，信息装备制造，信息咨询服务等。③社会运行环境包括现代工农业、管理体制、政策法律、规章制度、文化教育、道德观念等生产关系与上层建筑。④效用积累过程包括劳动者素质，国家现代化水平，人民生活质量不断提高，精神文明和物质文明建设不断进步等。

信息化也影响到了国家的发展战略。1996年，国务院信息化工作领导小组成立，负责全国信息化工作的议事协调，大大推进了国民经济和社会信息化建设的进程。《中共中央关于制订国民经济和社会发展第十个五年计划的建议》中提出：“大力推进国民经济和社会信息化，是覆盖现代化建设全局的战略举措。”2000年，党的十五届五中全会提出“以信息化带动工业化”的战略方针。中共中央办公厅、国务院办公厅2006年5月印发了《2006－2020年国家信息化发展战略》。党的十六大报告提出：“信息化是我国加快实现工业化和现代化的必然选择。”党的十七大报告进一步提出：“全面认识工业化、信息化、城镇化、市场化、国际化深入发展的新形势新任务，深刻把握我国发展面临的新课题新矛盾，更加自觉地走科学发展道路。”信息化在我国的发展，不仅充分地表明了信息化是一个动态的发展过程，而且从决策层面上看，党和国家越来越认识到加强信息化建设的重要性。

党和国家对于信息化的重视推动了各行各业的信息化，各行各业在信息化过程中尝到了信息化带来的甜头。如企业信息化不仅提供了提高销售、降低成本、提升客服水平，而且有助于提高基于数据的企业决策能力和战略决策准确性，降低决策中的不确定性和风险，促进企业组织结构优化，提高企业整体管理水平。再如政务信息化，就是运用信息技术实现政府机关内部事务处理、业务管理职能实施和公众服务提供三大工作内容的自动化，在传统的公文、档案、信息、督查、应急处理这些政府内部事务自动化处理基础上，又增加了管理职能实施和公众服务提供两大内容，从而促进政府职能的转变，有利于节约行政成本、提高行政效率，增加政府管理服务的公平、公正及透明度，提高反腐倡廉的能力。

信息化潮流也影响到了档案部门。毛福民曾提出："信息技术及信息产业的高速发展，给档案工作带来了挑战和压力，同时也为管理者带来新的机遇。只要管理者抓住这一机遇，努力学习和运用当代先进的科学知识与科技手段，加快档案工作融入信息社会的步伐，就能够推动档案信息化建设，就可以使档案事业和整个有中国特色社会主义事业一起实现跨越式发展。"档案信息化起始于 20 世纪 70 年代末，从 20 世纪 80 年代早中期的计算机档案管理系统到 2000 年开始启动的数字档案馆，再到各种档案管理系统的建设，我国档案信息化建设取得的成绩喜人。尤其是 20 世纪末开始，国家档案局高度重视档案信息化，通过科技立项、研讨会等多种形式加强档案信息化建设的研究工作，大大推动了档案信息化建设的步伐，实际工作部门开始开发和应用档案信息管理系统，取得了较好的效益。

在档案信息化发展过程中，人事档案管理也开始了信息化的进程。在我国 20 世纪80 年代，随着计算机技术不断发展及其应用，人事档案的信息化管理提到了议事日程。此后至今，人事档案信息计算机管理的发展进程，大体经历了如下 3 个阶段。

第一阶段是单机检索。20 世纪 80 年代初到 90 年代，一些企事业单位开始利用计算机管理本部门的职工信息，建立了一个个以单机为主要处理工具的人事档案信息检索系统，并取得了初步的管理成效和管理经验。在应用系统的开发中，大多采用 dBASE、BASIC、C、FOXPRO 等语言作为编程工具，由 DOS 操作系统提供支持。这一时期的应用特点：人事档案信息录入数据简单，没有统一的标准格式；检索内容单一，数据处理能力有限。另外，由于各单位和部门所采用的开发软、硬件环境不尽相同，因此，应用软件的通用性不够广泛。尽管如此，单机管理系统开掘了我国人事档案信息计算机管理的先河，为全面推进人事档案信息管理软件的普及应用积累了许多宝贵经验。

第二阶段是20世纪末期，形成了单机与局域网相结合的管理系统。此间，人事档案信息管理系统作为企事业单位的计算机管理系统的一部分推出，并得到广泛的利用。系统开发主要有可视化开发工具VisulFoxpro、PowerBuilder和大型数据库管理系统Oracle、Sybase、DB2、Informix等，系统平台为Windows、Unix、Linux，并建立了统一的数据格式标准和其他技术标准，使人事档案信息数据交换和管理软件共享成为现实。由于网络技术的推广，局域网技术开始应用于人事档案管理，推动了人事档案信息管理系统服务范围和服务水平的提高。此外，人事档案多媒体信息管理系统也得到了开发，丰富了人事档案管理的内容。

第三阶段是20世纪末至今。这一阶段，由于档案信息化的推动，人事档案管理信息化得到了进一步重视，各个机构和单位开始开发和应用人事档案信息管理系统管理人事档案，人事档案信息化走上了正规化。从目前人事档案开发系统的应用来看，人事档案信息管理系统从单机版到网络版，从B/S模式到C/S或者B/S、C/S模式相结合的混合模式，从目录数据库建设到全文数据库建设，在人事档案管理信息系统的开放性、扩展性、集成性、人性化等方面取得了成功。但在人事档案信息服务的功能方面，尤其是如何利用Internet技术进行CA认证并提供远程化服务，仍需要做进一步的改进，在人事档案信息管理系统的共享方面仍然存在大量的工作。

从上述我国人事档案信息化的进程不难看到，人事档案信息化管理是随着国家信息化的发展而发展，它同样表现为一个动态的发展过程。30年来人事档案信息化实践表明，在不同时期，人们对于人事档案信息化具有不同的期待和目标，开发人事档案信息管理系统的结构和功能也不尽相同，这充分表明，人事档案信息化管理是一个从低级到高级的不断深化的发展过程。这个过程的出现，不仅与国家信息网络、信息技术应用水平、信息化人才、信息化政策有关，而且与人事档案管理部门的信息化意识、档案行业内计算机应用水平也有着直接的关联。考察近年来在国内应用得较为普及的人事档案信息管理系统不难发现，各种人事档案信息管理系统越来越符合当代人事档案信息化管理的需求，其功能也在实践过程中得到了完善，这不仅推动了现代企事业单位的人事工作进程，完善了人事管理制度，提高了管理效率，而且为科学配置人力资源发挥着巨大的作用。

总体看来，人事档案信息化是信息化的必然产物，它是根据人事档案管理的需求，在组织人事部门的统一规划和组织下，按照档案信息化的基本要求，在人事档案管理活动中全面应用现代信息技术，对人事档案信息资源进行科学管理和提供服务的过程。

(二)人事档案信息化管理的内容

从人事档案信息化的过程来看，现代人事档案信息化管理的内容并不是一成不变的。随着时代的发展，社会信息化的推进，尤其是人事档案信息化管理意识的提升和信息技术的不断提高，现代人事档案信息化管理的内容在不断丰富。

人事档案信息化可以比喻为一个交通运输系统。在这个系统中，“车”即计算机的硬件与软件，包括硬件、操作系统与应用系统，后者主要指人事档案管理系统软件；“路”指基础设施，即网络，是我国目前形成的三网（广域网、专网、局域网）相对独立的运作模式；“货物”是人事档案信息资源，包括各种数据库资源；“交通规则”是档案信息化建设的标准与规范；“警察”和“司机”是指档案管理部门和档案专业技术人员，即人才队伍建设。从这个角度看，人事档案信息化不仅涉及档案管理，而且与全社会尤其是当代信息技术的发展有着密切的关联。

当前，人事档案信息化的内容可以从微观和宏观两个层面进行考察。

微观层面是针对各个人事档案管理机构而言的。从这个层面考察，人事档案信息化侧重于采用信息化技术对于人事档案进行科学管理，主要包括以下内容。

1.人事档案信息的收集

当事人及其代理机构所产生的各种信息，不论是电子化信息还是纸质文件记录的信息，都是收集的对象。在人事档案信息收集过程中，尤其是需要注意收集个人在社会活动中产生的、没有上交代理机构的档案信息，如评奖、创造与发明专利等。

在信息化过程中，既需要注意收集办公信息化过程形成的人事档案电子公文，也需要对于已有的人事档案进行数字化处理后形成的档案信息。

2.人事档案信息的整理

人事档案信息整理因为人事档案系统的设置不同而有所差异。一般地，以人立卷过程中，需要有序化整理各种各样的人事档案信息，如个人履历材料、自传材料、鉴定材料、考察和考核材料、入团入党材料、奖惩材料、任免材料、晋升材料及离退休材料等。其中，有些信息是固定不变的，有些信息则是变化的，如考评、奖惩等材料，往往随着时间的推移而逐渐丰富。

人事档案信息整理的主体呈现出多元发展的趋势。目前，我国既可以是组织人事机构，也可以由人事档案代理单位或者人才中心完成。

人事档案信息整理的对象是“人”，需要一人一档，以“类”或者“件”为单位进行整理。从档案信息的来源上看，它主要来自两个方面：原来人事档案电子文件和通过纸质人事档案数字化形成的电子档案。

人事档案信息整理的时间既可以在档案形成后实时整理，也可以定期进行整理。在有些人事档案信息系统里，包括人事档案信息的整理可以通过网络实时收集和整理。

人事档案信息整理过程需要进行著录。著录应参照《档案著录规则》(DA/T 18-1999)进行著录，同时按照保证其真实性、完整性和有效性的要求补充电子文件特有的著录项目和其他标识。

3.人事档案数据库建设

人事档案数据库建设包括人事档案目录数据库、全文数据库和特色数据库的建设。当前，各个人事档案管理机构已经意识到了人事档案目录数据库建设的重要性，建成了比较完善的人事档案目录数据库，然而，不少单位在领导干部数据库、职工数据库及特色数据库的建设尚有待加强。事实上，各种数据库的建设，不仅可以支持人事管理部门的管理，如计划、招聘、培训、考核等，而且有利于挑选人才，为管理决策提供科学的依据。

4.人事档案信息的存储

人事档案信息整理后，需要定期或不定期地进行存储，以保证信息存取的便利。

按照《电子文件归档与管理规范》(GB/T 18894-2002)的规定，人事档案信息存储的载体也可以“按优先顺序依次为只读光盘、一次写光盘、磁带、可擦写光盘、硬磁盘等。不允许用软磁盘作为归档电子文件长期保存的载体”。尽管如此，当存储信息容量较大时，有些单位也采取硬磁盘、数据磁带等载体进行存储。

不论采取何种载体存储，人事档案信息需要采取备份制度进行存储，且尽量采取两种不同质地的载体进行存储。

5.人事档案信息服务

通过网络发布人事档案信息，从而为当事人服务。从服务地点看，人事档案信息服务包括本地窗口服务和外地传递服务。从服务对象看，包括为本人服务和为大众服务。

现阶段，人事档案信息服务以本地窗口服务、为本人服务为主导。对于人才中心而言，随着人才流动的需要，异地服务已经成为一项很重要的任务提到了议事日程。因此，如何利用现代化的网络技术，在严格执行人事档案保密制度的前提下，提供人事档案信息网上查询服务是人才中心管理人事档案信息需要考虑的。

6.人事档案信息的共享

通过基本数据库的共享，为不同部门提供基本信息的共享，是人事档案信息化建设过程中需要关注的问题。如高校毕业生将人事档案放到某人才交流中心，该人才交流中心往往需要重新录入该毕业生的基本信息，不仅费时，而且容易产生差错。如果该毕业生所属高校的基本数据库能够实现共享，则人才交流中心既可直接使用这些数据库，不仅减轻了人才交流中心的工作压力，也会大大降低数据处理过程中的差错。当前，相关机构通过前置服务器，实现基本数据库共享，既可以保持数据的一致性、准确性、完整性和时效性，也可以提高工作效率，这不失为一种很好的共享方法。

7.人事档案信息安全的保障

人事档案信息安全不仅涉及人事档案信息网络的硬件、软件及其系统中的人事档案信息受到偶然的或者恶意的原因而遭到破坏、更改、泄露，系统连续可靠正常地运行，信息服务不中断，而且还指人事档案信息的泄密与丢失。鉴于人事档案保密性的特点，需要采取各种措施保障人事档案信息的安全。

保障人事档案信息的安全，不仅需要强调人事档案信息的安全性，树立安全意识，而且需要通过系统设计确保这种安全性，做到该公开的人事档案信息就公开，该保密的就必须保密，采取技术保障体系、制度保障体系、管理保障体系以保证人事档案信息的安全。

从宏观上看，人事档案管理部门还需要结合档案的特点，以档案行业的标准规范为指导，建立人事档案信息化管理的相关标准。人事档案信息化标准规范来源于如下 3 个层面：第一，国家信息化标准规范；第二，行业即档案信息化标准规范；第三，人事档案信息化标准规范。这 3 个层面也是相互联系的，国家信息化标准为行业和人事档案信息化提供了基础和保障，行业信息化标准规范提供了依据，人事档案信息化标准规范则具有专指性、针对性。与此同时，从人事档案信息的标示、描述、存储、交换、管理和查找等各个方面，也需要建立一个从国家标准到行业标准的标准体系，从而有利于规范人事档案信息化建设，有利于人事档案信息的开发与利用。

除了标准之外，通用的人事档案信息管理软件的开发和服务平台的建设也需要在一定范围内展开，以利于该行业、部门内部人事档案信息化管理工作，包括数据的共享、传递，以及局域网内信息的利用等。这也是需要从宏观上需要考虑的事情。从这个方面讲，人事档案信息化管理离不开组织人事部门的统一规划和组织。

当然，关于人事档案信息化建设的内容并不是轻易完成的，需要今后相当长一段时间内加以完成。现阶段，鉴于我国人事档案信息系统开发缺乏规划性、计划性的事实，有关行业或部门主要领导机构需要加强对于软件开发的管理，尽量开发该行业或部门通用的网络版人事档案管理软件，减少或杜绝重复开发现象，尤其是低水平重复开发现象，从而节约成本，提高共享程度。

通过人事档案信息化建设，从收集到整理和服务，其根本目的在于利用现代化手段，提高认识档案管理效率和人事档案利用效率。尤其是通过实时服务，可以为领导和相关部门提供全方位的人员信息，为综合研究分析本单位人员信息、开展高层次的档案信息服务和人才选拔工作提供帮助。

二、人事档案信息化管理的原则与任务

人事档案信息化为人事档案管理提供了新的途径和方法，有助于提高人事档案管理的效率。然而，信息化过程对人事档案管理也存在着潜在的风险。如何利用现代化的信息技术，扬长避短，这是人事档案管理过程中需要注意的问题。

（一）人事档案信息化管理的原则

“原则”是“观察问题、处理问题的准绳”。人事档案信息化管理原则是指人事档案信息化管理中必须遵守的标准和基本准则，是从人事档案信息化管理实践中提炼出来的。归纳起来，这些原则主要包括以下几方面。

1.实用性原则

实用性是指该人事档案信息化是为了解决实际问题，能够在实践中运用并且能够产生积极效果。具体说来，人事档案信息化的实用性既表现在个人方面，也表现在人事档案管理机构方面。个人方面，考虑到人事档案的安全性，哪些档案资料需要上网，何时上网，如何控制服务平台的信息安全，都必须考虑到；考虑到人事档案的隐私权，在人事档案信息化过程中，对于该保密的档案必须保密，尊重和保障人事当事人是隐私权；考虑到人事档案的重要性，对于每个人的信息必须做到准确无误；考虑到人事档案的知情权，信息化的人事档案需要向当事人

开放。

机构方面,考虑到人事档案信息化尤其是系统设计的难度,人事档案信息系统设计过程时既要利用IT行业的人才和技术,也需要本行业的积极参与;考虑到本单位的财力与技术基础,人事档案信息化需要量力而行,分步骤实施,将人事档案信息化建设看作是一个长期的过程,逐步建设,持续发展;考虑到人事档案建设的相似性,人事档案管理信息化过程中可以采取合作开发或引进方式,避免走弯路和重复建设。

当然,人事档案信息化必须在实用性的原则上,以科学性为本,结合先进性、前瞻性,不仅将信息化看成是一项长期而艰巨的任务,而且需要实施可持续发展的政策,将人事档案信息化建设成为一项重要的人才信息管理平台。

2.规范性原则

规范性是指人事档案信息化建设所确立的行为标准,以规范当代人事档案信息化行为,指导当代人事档案信息化实践。

以《全国组织干部人事管理信息系统》《信息结构体系》为例,它是为实现干部信息的规范化及全国范围内的信息共享,按照人员管理及机构管理中科学的信息流程制订的,不仅具有较高的标准化、规范化程度,而且具有全面性和权威性。因此,各省开发的系统必须建立在该系统要求的《信息结构体系》基础上,否则会造成数据结构混乱,使上下级数据无法沟通与共享。不仅是信息结构体系,系统所涉及的其他应用项目也应当建立在相关的标准之上。

信息化过程中,必然涉及文本、图片等电子文件的格式问题。以文本格式为例,有.txt、.doc、.rtf、.pdf、.html、.xml等多种,按照有关规范,存档的文本格式为.xml、.rtf、.txt 3种形式,为此,其他格式的文本格式需要进行转化。事实上,文本文件、图像文件、扫描文件、声音文件等的采集与管理都应该遵循《电子文件归档与管理规范》(GB/T 18894-2002)所规定的格式,以减少转换与重新制作的难度,这也是人事档案信息化规范性的必然要求。

3.安全性原则

人事档案安全性是为了防止将人事档案信息泄露给无关用户,给用户信息造成不良影响从而采取的安全措施。

人事档案信息的安全性首先指人事档案信息的安全性。人事档案中有些隐私,在信息化过程中需要按照档案公开中公民隐私权保护的相关规定。以公证档案为例,1988年司法部、国家档案局发布的《公证档案管理办法》(〔88〕司发公字第062号)第十七条规定:“凡涉及国家机密和个人隐私的公证密卷档案,以及当事人要求保密的公证档案，一般不得借调和查阅。特殊情况必须查阅的，须经当事人同意后，由公证处报同级司法行政机关批准。”为了保证人事档案的安全性起见，一方面人事档案管理部门需要认真鉴定、审核隐私方面记录的范围，对于那些需要保密的档案进行严格限制。

为了保证人事档案信息的安全性，在人事档案信息化过程中，需要加强对人事档案方面的电子文件的管理，并通过技术手段（如每个人的档案设置一个适度长度的个人密码），以达到保密的目的。

为了保证人事档案信息的安全性，还必须确保网络的安全性。提倡人事档案的公开性并不意味着完全的、无条件地开放人事档案信息，相反，开放是有条件的、有步骤的，这是保证网络化环境人事档案安全性的必然选择。为此，一旦条件成熟，能够建立人事档案专网则是保证人事档案安全的最好选择。在当前条件不允许建立专网的情况下，必须做到人事档案信息管理系统与互联网等公共信息网实行物理隔离的措施，涉密档案信息不得存储在与公共信息网相连的信息设备上，更不能存储在公共信息网的网络存储器上。

4.开放性原则

开放是人事档案信息化管理必须遵守的一条重要原则。建立人事档案信息管理系统，在很大程度上是为了科学管理和优质服务，这决定了人事档案信息开放的必然性。

长期以来，由于传统的人事档案管理的惯性，人们习惯性地认为人事档案属于保密的内容，除了负责收集和保管人事档案的管理者能接触到人事档案外，个人不可能知道自己的档案里有什么样的材料。显然，在当代条件下，人事劳动关系日益从行政隶属关系转变为平等的契约关系，人事档案的保管权、评价权、处置权也逐渐从完全交给用人单位到用人单位与个人共同管理的局面。这种情况下，人事档案的神秘面纱逐渐揭开。人事档案作为当事人个人经历和德、能、勤、绩的客观记录，也逐渐变得公开、透明，信息开放已经成为时代的必然趋势。

需要看到，人事档案开放性也是尊重当事人知情权的必然，既包括能直接识别本人的个人信息资料，如肖像、姓名、身份证等，又包括与其他资料相结合才能识别本人的间接信息资料，如职业、收入、学历、奖惩等。有时候，人事档案管理中知情权与管理的要求存在着冲突，这要求档案管理单位与个人能够正确地处理。对于档案管理单位而言，不能过分强调保密，需要树立人事档案开放意识，只有在一定范围内开放档案，满足公民知情权的需要，才能促进档案的完整、真实和透明。对个人而言，知情也是有限的，不可能享有无限的知情权，这是维护组织机构的利益，只有保障和其他有关人员权益，才能保障人事工作的正常开展。

需要注意的是，人事档案的开放并不意味着人事档案信息对所有人开放。人事档案信息开放是有程度和范围限制的。现阶段，人事档案管理部门适当地向当事人开放一些个人信息还是有必要的。

通过人事档案管理信息服务平台实现人事档案远程化查找和利用，既保证当事人对档案的知情权，也便于当事人利用档案，是人事档案开放的必然趋势。

5.双轨制原则

人事档案信息化过程中，由于电子文件的法律地位和证据作用还没有被普遍地认定，因此，具有重要保存价值的人事档案电子文件（尤其是办公自动化过程中的人事档案方面的、具有永久保存价值的电子文件）必须转化成纸质文件进行归档，以保证其法律地位。这一做法符合《电子文件归档与管理规范》（GB/T 18894-2002）的基本规定："具有永久保存价值的文本或图形形式的电子文件，如没有纸质等拷贝件，必须制成纸质文件或缩小版等。归档时，应同时保存文件的电子版本、纸质版本或缩小版。"

对于重要的人事档案电子公文，鉴于当代电子信息载体的不稳定性，同一内容的人事档案电子公文往往需要采取两种不同质地存储介质进行存储，且采取异地保存的方法，这是保证人事档案文件长期存取的重要方法。

（二）人事档案信息化管理的任务

结合当前我国人事档案信息化管理的现状，人事档案信息化管理的任务主要包括如下方面。

1.人事档案管理信息系统的建立和完善

有些机构和单位采用独立的人事档案管理信息系统，有些单位采取综合性的管理信息系统，如人力资源管理信息系统，或者将党政干部管理、职工管理、财产管理等结合为一体，形成了不同的人事档案管理信息系统建设风格。采取独立的或者综合性的管理信息系统，应视各个单位的情况而定，关键在于设计该系统或者该部分功能时需要考虑到人事档案管理信息化建设的基本原则，并且在软件或系统设计过程中体现出这些基本原则。

针对目前人事档案系统开发缺乏统一协调的局面，某类人事档案管理部门，或者若干人事档案管理部门联合起来，与 IT 行业合作，集中开发一套人事档案管理软件，并不断优化和推广，这不仅能够降低重复开发的费用，而且有利于行业标准的执行，有利于数据的交换，减少今后数据异构带来的管理问题，对于推动人事档案管理信息化能起到积极的作用。

2.人事档案管理信息系统数据的录入与管理

根据人事档案管理的有关规定和《电子文件归档与管理规范》(GB/T 18894-2002)的基本规定,对于人事档案基本信息进行系统录入,对于人事档案文件进行系统管理,尤其是归档的电子化的人事档案进行系统整理,这是人事档案管理的基础工作。

人事档案信息系统的管理内容很多。现阶段,尤其是抓紧电子文件的收集和数字化的人事档案的系统整理,加强人事档案资源建设,建立领导干部数据库、职工数据库和特色数据库,全面建设全文数据库与目录数据库,为人事档案管理和利用提供基础。

还应该看到,人事档案信息系统作为证明个人身份与经历的权威的信息数据库,需要与市场经济条件下的个人信用体系联系起来。进入公共信用体系的档案,应以凭证部分和职业生涯、职业能力和信用记录为主要内容。从这个角度看,是人事档案管理信息系统的任务之一,是和社会广泛范围内管理信息系统进行有效的衔接,从而为和谐社会的建设和发展服务。

3.人事档案管理信息系统的维护

人事档案信息系统建设过程中,从设计、管理到维护的各个阶段都需要注意到人事档案信息安全,将人事档案信息安全保障体系作为人事档案信息化贯彻始终的关键环节,加强维护人事档案信息安全,尤其是网络信息安全。

第七章

医院财务分析

第一节　医院财务分析的概述

一、财务分析的含义

财务分析是以经营单位财务报告等会计资料为基础,采用一定的技术方法,对经营单位的财务状况和经营成果进行评价和剖析的一项财务活动,以反映经营单位在运营过程中的利弊得失、财务状况和发展趋势。《医院财务制度》第六十九条规定:医院应通过相关指标对医院财务状况进行分析。财务分析以医院财务报告反映的财务指标为主要依据,为改进医院的管理工作和优化经济决策提供重要的财务信息。其目的是帮助医院管理者查找经营过程中的利弊,了解并掌握医院的财务状况及其发展趋势,进而将重要的财务信息应用到医院财务管理工作和经济决策过程中去。

二、财务分析的作用和主体

(一)财务分析的意义和作用

1.财务分析是评价财务状况,衡量经营业绩的重要依据

医院在持续经营中,经营业绩及财务成果都将以不同的指标表现出来,评价这种业绩指标和成果指标的前提就是对这些指标开展分析,通过对医院财务报表等核算资料进行分析,可以较为准确地了解与掌握医院所具备的偿债能力、运营能力、盈利能力和发展能力。便于经营管理者及其报表使用者了解医院的财务状况和经营成果,并通过分析将影响财务状况和经营成果的主客观因素区分开来,以划清经济责任,从而对医院经营做出较为客观的综合评价。

2.财务分析是实现理财目标和经营目标的重要手段

财务指标的分析，既能揭示成绩也能揭示矛盾和问题，通过对财务指标的分析，医院管理者可以清晰查明各项财务指标的优劣，从而找出经营管理和财务管理中的薄弱环节，并分析其原因，以便及时采取措施，重点改进，引导和促进医院采用合理的融资方式，开展理财活动，提高资金的使用效率。

3.财务分析有利于投资者和债权人做出正确的投资决策

投资者和债权人是医院经济资源的提供者，他们十分关心医院的财务经营状况。投资者关注资金使用效果及保值增值能力，债权人关注资金的偿债能力及风险等情况。通过财务分析，便于投资者和债权人更加深入地了解医院的财务状况、经营成果和现金去向等情况，从而把握医院的收益水平和财务风险水平，为进行投资、融资决策提供依据。

4.有利于加强管理，规范财务行为，提高资金使用效率

医院管理者通过对单位财务预算执行情况的分析，可以找出工作中的差距，总结预算执行中的经验教训，促进单位加强预算管理，保证单位预算的完成。通过对单位资源消耗的分析，促使单位充分挖掘内部潜力，积极增收节支，提高资金使用的社会效益和经济效益。通过对单位内部财务规范性的分析，促进医院不断完善内部财务管理办法，规范财务行为。

5.财务分析有利于医院加强和改善内部管理

医院的会计报表只能概括地反映出医院过去的财务状况和经营成果。只有通过财务分析，才能正确评价医院的财务状况和经营成果，揭示医院在提供服务的过程及其管理中存在的问题，总结经验教训，为制订医院发展计划和财务决策提供重要依据，以促进医院管理者不断改进工作，提高管理水平。

6.开展财务分析有利于国家进行宏观经济管理和调控

新医改背景下，财政成为医院投资的主体。卫生行政管理部门通过对医院财务报表等会计信息进行汇总分析，可以了解和掌握公立医院整体运行情况，制定正确、合理、有效的管理方法和调控措施，促进医疗机构认真贯彻执行医改路线、方针和政策，保证医疗机构的公益性发展。

（二）财务分析的主体

从信息使用的角度来看，不同利益主体对财务报告的分析目的有所不同。

1.投资者

投资人和经营单位的所有者高度关心资本的保值增值状况。投资者分析的重点是医院的收益能力、发展能力和业绩综合分析评价。通过对医院进行财务

分析,可以了解资金的使用状况和资金回报的基本趋势。

2.医院债权人

债权人(金融机构)对其投资的安全性高度重视。最关注的目标是经营单位是否有足够的支付能力,偿还本息的可靠性与及时性及破产财务的追债能力,重点是偿债能力、收益能力和产生现金能力。

3.医院管理者

对经营单位理财的各个方面,包括营运能力、偿债能力、盈利能力及对社会贡献能力的全部信息予以详尽的了解和掌握,并要综合分析医院的经营情况。

4.政府管理机构

政府对国家投资的单位进行财务分析,除关注投资所产生的经济效益外,还要关心投资的社会效益。因此,政府考核拨款单位经营理财状况,不仅需要了解其资金占用的使用效率,而且还要借助财务分析,检查拨款单位是否存在违法违纪、浪费国家财产的问题。最后通过综合分析,对医院发展及对社会的贡献程度进行分析考察。因此,政府其关注目标在于医院的收入能力,资产使用效率、社会贡献能力等。

三、卫生机构财务分析的基本内容

根据2012年出台的《医院财务制度》规定,财务分析的主要内容包括预算管理分析、结余和风险管理分析、资产营运能力分析、成本管理分析、收支结构分析和发展能力分析。

(一)预算管理分析

预算管理分析是通过预算收入执行率、预算支出执行率、财政专项拨款执行率等指标反映医院的预算执行情况。预算执行率反映医院预算管理水平;财政专项拨款执行率反映医院财政项目补助支出的执行进度。

(二)结余和风险管理分析

结余和风险管理分析是通过业务收支结余率、资产负债率、流动比率等指标反映医院的获得经济收益和抵抗财务风险的能力。业务收支结余率反映医院除来源于财政项目收支和科教项目收支之外的收支结余水平,能够体现医院财务状况、医院医疗支出的节约程度及医院管理水平;资产负债率反映医院的资产中借债筹资的比重,衡量医院利用负债进行运营的能力;流动比率衡量医院流动资产在短期负债到期以前可以变为现金、用于偿还债务的能力。

(三)资产运营分析

资产运营分析是通过总资产周转率、应收账款周转天数、存货周转率等指标反映医院的资产管理效率。

总资产周转率反映医院运营能力。平均总资产是指医院期初和期末总资产的平均值。应收账款周转天数反映医院应收账款流动速度。存货周转率反映医院向患者提供的药品、卫生材料、其他材料等的流动速度,以及存货资金占用是否合理。平均存货是指医院期初和期末存货的平均值。一年日历数(360天)与存货周转率的比值为存货周转天数。

(四)成本管理分析

成本管理分析是通过门诊收入成本率、住院收入成本率、百元收入药品、卫生材料消耗等指标反映医院提供医疗服务过程中的成本管理水平。

(五)收支结构分析

收支结构分析是通过人员经费支出率、公用经费支出比率、管理费用率、药品、卫生材料支出率、药品收入占医疗收入比重等指标反映医院重要的收支项目的结构比,从而认识局部与整体的关系和影响,发现存在问题的收支项目,揭示进一步分析的方向。

(六)发展能力分析

发展能力分析是通过总资产增长率、净资产增长率、固定资产净值率等指标反映医院的资产及净资产的发展潜力及固定资产的新旧程度。

总资产增长率从资产总量方面反映医院的发展能力;净资产增长率反映医院净资产的增值情况和发展能力;固定资产净值率反映医院固定资产的新旧程度。

四、医院财务分析的基本步骤

财务分析的过程一般按照以下几个步骤进行。

(一)明确分析目的

如何进行财务分析,首先取决于分析的目的是什么。医院开展财务分析的根本目标是保证医院可持续发展。具体目标是在医疗市场逐步完善发展的情况下,医院财务分析必须经常为医院决策服务。医院管理者通过经常性的分析来对医院医疗服务和理财等各方面工作进行评价,以了解医院医疗服务中的风险性、资产运用中的安全性和效益性,把握医院的发展趋势,为医院医疗服务决策和控制提供依据。

(二)收集所需要的资料

一般来讲,财务报告是财务分析的主要资料来源,根据不同的分析目的,也要收集其他资料。如本单位历年的经营状况、人员构成、市场前景等。

(三)选择分析方法

分析方法服从于分析目的,应当根据不同的分析目的,采取不同的分析方法。例如,对未来发展趋势的预测,一般需要用回归分析法;对流动性的分析,需要用比率分析法;对计划执行情况的分析,需要用因素分析法等。

(四)进行分析计算

根据所掌握的数据资料和分析目的,采用一定的方法,特别是采用一定的指标,进行计算。如分析医院流动性时,就应计算其流动比率、速动比率等指标;分析其盈利能力时,就要计算其净资产收益率等。

(五)撰写分析报告

在撰写分析报告时,对分析过程,所采用的分析方法,分析依据做出明确清晰的说明和解释,对分析结果作出总结和概括,同时还应当对分析资料、分析方法的局限性做出说明。

五、医院财务分析指标体系

财务分析指标就是财务状况的概念和数值,即卫生财务活动的投入与产出在一定时间、地点或条件下的比较关系。财务指标体系取决于分析的目的。尽管不同利益主体进行财务分析有着各自不同的侧重点,但综合各方面对信息的需求,根据《医院财务制度》的规定,财务分析主要包含以下五个方面,各方之间相互依存,相互作用,相辅相成,形成财务分析的指标体系。

(一)预算管理指标

预算管理指标主要反映医院预算执行情况和财政专项拨款执行,它反映出医院预算管理水平和财政项目补助支出执行进度。预算执行情况包括预算收入和支出两个方面。主要指标包括预算收入执行率、预算支出执行率、财政专项拨款执行率。该指标越大,说明预算管理水平越高。反之,预算管理水平越低。该指标是医院管理者必须关注的指标之一。

$$\text{预算收入执行率}=\frac{\text{本期实际收入总额}}{\text{本期预算收入总额}}\times 100\%$$

$$\text{预算支出执行率}=\frac{\text{本期实际支出总额}}{\text{本期预算支出总额}}\times 100\%$$

$$\text{财政专项拨款执行率}=\frac{\text{本期财政项目补助实际支出}}{\text{本期财政项目支出补助收入}}\times 100\%$$

(二)财务风险管理指标

医院在运行过程中,必然产生财务分析,反映财务分析的主要指标为偿债能力指标,它是指资产的变现能力,是衡量医院支付债务能力的重要指标。财务风险管理指标也是反映医院偿债能力的指标,偿债能力是财务目标实现的稳健保证。财务风险管理指标主要指标包括资产负债率、流动负债、速动负债等。该指标是债权人最关注的指标。

(三)资产运营能力指标

运营能力分析主要是反映医院资本利用情况和效果,反映医院的营利能力和盈利水平,掌握医院的营利情况。营运能力是财务目标实现的物质基础。资产运营能力指标主要包括总资产周转率、应收医疗款周转天数、存货周转天数等。该指标是医院管理者、投资人、债权人最关注的指标。

(四)收支结构指标

收支结构主要反映医院各项收入构成和各项支出的构成情况,反映各种来源渠道对医院的支持力度,医院使用资金的合理性。收支结构指标主要包括药品收入占医疗收入比重,人员经费支出、公用经费支出、管理费用支出占总支出的比例等。该指标是医院管理者、投资人、债权人最关注的指标。

(五)发展能力分析

反映医院的发展潜力,是评价医院发展潜力和趋势的重要指标。发展能力分析主要包括总资产增长率、净资产增长率、业务收支结余增长率等。该指标是医院管理者、政府管理机构、债权人最关注的指标。

(六)成本管理与分析指标

新出台的会计制度对医院成本核算做了重要的修改和完善,因此,适应医院发展的需要,开展医院成本管理分析,反映医院成本变化的指标也是财务分析中的主要指标之一。该指标是医院管理者、政府管理部门最关注的指标。

成本管理分析是通过门诊收入成本率、住院收入成本率、百元收入药品、卫生材料消耗等指标反映医院提供医疗服务过程中的成本管理水平。

$$每门诊人次收入=\frac{门诊收入}{门诊人次}$$

$$每门诊人次支出=\frac{门诊支出}{门诊人次}$$

$$门诊收入成本率=\frac{每门诊人次支出}{每门诊人次收入}\times 100\%$$

$$每住院人次收入=\frac{住院收入}{出院人次}$$

$$每住院人次支出=\frac{住院支出}{出院人次}$$

$$住院收入成本率=\frac{每住院人次支出}{每住院人次收入}\times 100\%$$

$$百元收入药品、卫生材料消耗=\frac{药品、卫生材料消耗}{医疗收入+其他收入}\times 100\%$$

门诊收入成本率反映医院每门诊收入耗费的成本水平；住院收入成本率反映医院每住院患者收入耗费的成本水平；百元收入药品、卫生材料消耗反映医院的药品、卫生材料消耗程度，以及医院药品、卫生材料的管理水平。

第二节　财务分析的方法

财务分析是一项技术性很强的工作，其重点在于选择合适的方法并进行计算与分析。开展财务分析，需要运用一定的方法。通常使用的财务分析方法包括比较分析法、趋势分析法、比率分析法、因素分析法、本量利分析等。

一、比较分析法

比较分析法是将两个或两个以上相关指标（可比指标）进行对比，测算出相互间的差异，从中进行分析比较，找出产生差异主要原因的一种分析方法。比较分析法是实际工作中最常用的一种方法。主要包括 4 个方面。

（1）用本期的实际指标与本期计划指标比较，用以说明本期计划的完成情况和完成进度情况，并为进一步分析产生差异的原因指明方向。

（2）用本期的实际指标与上期实际指标比较，用以了解指标的发展变化情况，预计发展变化的规律和趋势，评价本期与上期财务管理状况的对比情况。

（3）用本单位的实际指标与本地区的先进水平进行比较，用以说明单位的差距与不足，促进单位进一步提高财务管理水平。

（4）用本单位的实际指标与其他地区同类机构相同指标进行比较，以说明地域差异。

采用比较分析法时，应注意指标的统一性和可比性。进行对比的各项指标，在经济内容,计算方法等方面,应具有可比的共同基础。如果相比较的指标之间存在不可比因素,应先按照统一的标准进行调整,然后再进行比较。

二、趋势分析法

趋势分析法是通过比较医院连续几期的会计报表或财务指标,来分析财务指标的变化情况,并以此预测医院未来发展趋势的一种分析方法。采用这种方法可以从医院的财务账款和经营成果的发展变化中寻求其变动的原因、性质、速度等,并以此来判断医院未来的发展趋势。

(一)定基分析法

定基分析法是指连续在几期的会计数据中,以某期为固定时期(一般为第一期),指数定为100,分别计算其他各期对固定基期的变动情况,以判断其发展趋势。其中,要分析的时期称为报告期,要对比的时期称为基期。采用定基指标分析时,可以将报告期与基期进行直接对比,便于挖掘潜力,改进工作方法。定基分析法具体公式如下:

$$定基发展速度=\frac{报告期金额}{基期金额}\times100\%$$

$$定基增长速度=定基发展速度-1$$

表7-1是某医院2009－2011年连续三年的资产负债表,以2009年为基期举例,计算定基百分比,并进行简要分析(单位:万元)。

表7-1 资产负债表

项目	2009年	2010年	2011年	定基百分比(%)		环比百分比(%)	
				2010年	2011年	2010年	2011年
流动资产	1 430	2 700	4 080	188.8	285.3	188.8	151.1
速动资产	1 000	2 100	3 400	210.0	340.0	210.0	161.9
其中:应收账款	3 500	2 600	1 700	74.3	48.6	74.3	65.4
存货	130	190	300	146.2	230.8	146.2	157.9
长期资产	5 400	5 660	5 900	104.8	109.3	104.8	104.2
固定资产	40	50	120	125.0	300.0	125.0	240.0
资产总计	10 500	11 200	12 100	106.7	115.2	106.7	108.0
流动负债	2 500	2 800	3 000	112.0	120.0	112.0	107.1
非流动负债	2 000	2 178	2 378	108.9	118.9	108.9	109.2
净资产	2 000	2 222	2 722	111.1	136.1	111.1	122.5
负债与净资产合计	10 500	11 200	12 100	106.7	115.2	106.7	108.0

从表 7-1 的数据中可以做出简要分析如下：①总资产稳定增长；②速动资产增长很快，是总资产增长的主要原因；③存货连续上升且幅度很大，说明在促销上成效不显著；④固定资产稳定增长；⑤负债逐年增加，是医院筹措资金的主要来源；⑥净资产增长较快，内部筹资已经成为单位资金筹资的一个主要来源。

由此可见，该经营单位总资产稳定增长，资金筹集方式除增加负债以外，还应努力从内部进行筹措。医院存货占用水平增加，说明在促销上还需要努力。速动资产增长很快，尤其在2010 年，注意加强了应收账款管理问题。

(二)环比分析法

环比分析法是指在连续几期的会计数据中，每一期分别与上期进行对比，分析计算各期的变动情况，以判断发展趋势，采用环比指标分析，可以看出指标的连续变化趋势。环比分析法具体公式如下：

$$环比发展速度=\frac{报告期金额}{上期金额}\times 100\%$$

$$环比增长速度=环比发展速度-1$$

2010 年、2011 年环比发展速度如表 7-1 所示。根据数据计算结果分析：净资产，总资产略有增加。但是总资产增加，主要是由于固定资产增加和存货增长较快，其他各项指标环比均下降，表明该医院 2011 年发展略逊于 2010 年，需要进一步寻找原因，及时加以改进。

(三)在运用趋势分析法时应注意的问题

1.选择合适的基期

基期必须具有代表性、正常性和可比性；当出现重大政策、措施出台以后，应该根据措施出台的年份来调整基期。如医改启动的 2009 年，《医院财务制度》实施的 2012 年等。

2.趋势分析法所需要的期数

从理论上讲，趋势分析法应在三期以上。一般而言，选择的期数越多，分析结果的准确性越高；从实际工作来看，应该不少于五期左右。

3.分析过程应排除不可比因素

趋势分析法所采用的指标一般是不同时间的同一个指标。但要注意在指标计算口径上力求一致，当会计政策、财务制度等变化时，应对相关因素作适当的调整，并注意偶然事件的影响。例如，某三级医院分析业务收入发展趋势时，其中 2003 年的业务收入呈现明显的下降趋势，这不一定是医院自身的经营问题，而是有可能受到当年 SARS 的影响。又如分析 2007 年到 2012 年某三级医院医疗收入时，要注意医疗收入这个指标口径的变化。2012 年以前，医疗收入仅包括门诊收入和住院收入，不包括药品收入（含门诊和住院），而 2012 年，随着《医院会计制度》和《医院财务制度》的修订，医疗收入的口径发生了变化。医疗收入不仅包括医疗服务收入（门诊和住院），还包括药品收入（含门诊和住院）。因此，首先要将医疗收入的口径进行调整，让其口径一致，然后才能够采用趋势分析法进行分析。

三、结构分析法

结构分析是指某一类财务项目的数据在全部财务项目中所占的百分比。例如，将医院的总收入作为总体，计算财政补助收入占总收入的比重，可以反映政府对医院的支持程度。将总收入中分别计算出医疗服务收入和药品收入所占的比重，可以反映出药品在医疗收入中的作用。这是一种非常简单但很实用的方法，也是一种便于掌握的分析方法。但是在分析中要注意总体和部分之间的构成关系。

（一）筹资结构

筹资结构是指某类筹资形式或渠道所筹集的资金在所筹全部资金中的比重。筹资结构又可以细分为自有资金和借入资金类型结构。筹资结构的计算公式为：

$$\text{某类(种)筹资形式(渠道)所占比重}=\frac{\text{某类筹资形式所筹资金}}{\text{全部筹资总额}}\times 100\%$$

（二）资产结构

资产结构是指单位某类资产在资产总额中所占的比重。分析资产占用的合理性和有效性。计算公式为：

$$\text{某类(项)资产所占比重}=\frac{\text{某类资产金额}}{\text{资产总额}}\times 100\%$$

（三）负债结构

负债包括流动负债和非流动负债，流动负债和非流动负债占负债总额的比重称为负债结构。由于流动负债要求在一年之内偿还，如果流动负债所占比例较高，说明单位的还款压力比较大；如果流动负债比例较小，说明单位还款压力不大，可以通过医疗活动增加收入以偿还负债。计算公式为：

$$\text{某类负债所占比重}=\frac{\text{某类负债金额}}{\text{负债总额}}\times 100\%$$

（四）收入结构

收入结构是指各个不同项目的收入额占全部收入的比重。计算公式为：

$$某类（项）收入所占比重=\frac{某类收入金额}{收入总额}\times100\%$$

如药品收入占医疗收入比重＝药品收入/医疗收入×100%

该指标反映医院药品收入占医疗收入的比重，反映出医院对药品收入的依赖程度，从另一个侧面也反映出就诊者的医疗费用情况。例如，本年财政补助收入占总收入（医疗收入＋财政补助收入）的比例反映出政府对公立医疗机构的支持力度；药品收入（门诊药品收入＋住院药品收入）占医疗收入的比例反映出药品在医疗服务中所占的比例大小。

（五）支出结构

支出结构是指各个不同项目（类别）的支出占全部支出的比重。按照修订的《医院财务制度》的规定，按性质分类，医院的支出包括人员经费、卫生材料费、药品费、固定资产折旧费、无形资产摊销费、提取医疗风险基金和其他费用。按功能分类，医院的支出包括医疗业务支出、管理费用支出、其他支出等具体的项目。计算公式为：

$$某类（项）支出所占比重=\frac{某类支出金额}{支出总额}\times100\%$$

以下为不同经费支出的计算公式：

$$人员经费支出比率=\frac{人员经费}{医疗支出+管理费用+其他支出}\times100\%$$

$$公用经费支出比率=\frac{公用经费}{医疗支出+管理费用+其他支出}\times100\%$$

$$管理费用率=\frac{管理费用}{医疗支出+管理费用+其他支出}\times100\%$$

$$药品、卫生材料支出率=\frac{药品支出+卫生材料支出}{医疗支出+管理费用+其他支出}\times100\%$$

人员经费支出反映医院人员配备的合理性和薪酬水平高低；公用经费支出比率反映医院公用经费支出占业务支出的比重；管理费用率反映医院管理效率；药品、卫生材料支出率反映医院药品、卫生材料在医疗业务活动中的耗费情况。

四、因素分析法

因素分析法是依据分析指标与其影响因素之间的关系，从数量上来确定几种相互联系的因素对分析对象影响程度的一种分析方法。一项指标的变动一般来讲受到多种因素的影响,因素分析法就是研究各项因素变动对指标影响程度的大小,以便了解原因,分清责任,评价医院的经营工作;同时,也可以通过因素分析,找出问题之所在,抓住主要矛盾,有的放矢地解决问题。

根据最新颁布的《医院会计制度》中会计科目设计计算药品收入时,需要将门诊收入和住院收入下的三级科目药品收入加和计算,才能够准确地确定药品收入金额。

(一)因素分析法的种类

常见的因素分析法包括连环替代法和差额分析法。

1.连环替代法

这是最基本的因素分析方法。它是根据财务指标与其影响因素的依存关系,从数值上测定各因素对分析指标差异影响程度的方法。连环替代法是利用各个因素的实际数与计划数的连环替代来计算各因素的影响程度。

连环替代法的计算步骤包括:①比较分析财务指标的实际数和计划数,确定分析对象;②确定影响分析对象变动的各项因素;③对影响这项经济指标的各项因素进行分析,决定每一项因素的排列顺序;④逐项进行连环替代,计算替代结果;⑤比较各因素的替代结果,确定各因素对分析指标的影响程度;⑥对各项因素影响程度验证,检验分析结果。

假定某一财务指标 S 受 a、b、c 3 个因素的影响,且 $S=a\times b\times c$。其实际数指标与计划数指标分别为:

实际数:$S_n=a_n\times b_n\times c_n$

计划数:$S_0=a_0\times b_0\times c_0$

实际数与计划数的总差异 $S(S_n-S_0)$同时受 a、b、c 3 个因素的影响。

计划数指标 $S_0=a_0\times b_0\times c_0$①

第一次替代 $S_1=a_1\times b_0\times c_0$②

第二次替代 $S_2=a_1\times b_1\times c_0$③

……

第 n 次替代 $S_n=a_n\times b_n\times c_n$④

②式-①式:S_1-S_0,$=(a_1-a_0)\times b_0\times c_0$,即 a 因素变动对 S 的影响

③式-②式:S_2-S_1,$=a_1\times(b_1-b_0)\times c_0$,即 b 因素变动对 S 的影响

④式-③式:S_n-S_2,$=a_n\times b_n\times(c_n-c_0)$即 c 因素变动对 S 的影响

将这 3 个因素各自的影响程度相加,即为总差异(S_n-S_0)。

某医院青霉素销售情况如下,2010 年销售收入比 2009 年减少了 6 520 元,

为什么？采用因素分析法开展分析，如表 7-2 所示。

表 7-2 青霉素销售情况统计表

指标	2009 年	2010 年
销售数量(盒)	50 000	55 000
进价(元)	1.00	0.80
加价率(%)	5.0	4.5
销售收入(元)	52 500	45 980

药品销售收入计算公式：药品销售收入＝数量×进价×(1＋加价率)，具体步骤如下：

第一步，2009 年销售收入＝50 000×1.00×(1＋5%)＝52 500①

第二步，逐项替代：

替换数量因素：＝55 000×1.00×(1＋5%)＝57 750②

数量因素影响＝②－①＝5 250

替换价格因素＝55 000×0.80×(1＋5%)＝46 200③

价格因素影响＝③－②＝－11550

替换加价率因素＝55 000×0.80×(1＋4.5%)＝45 980④

加价率因素的影响＝④－③＝－220

第三步，验证各个因素共同影响，2010 年的销售收入总的下降了 6 520 元(5 250－11 550－220)。

结论：由于数量的增加，使药品销售额增加了 5 250 元，但是由于价格的下降，使药品销售额下降11 550 元，由于加价率下降，使得销售额下降了 220 元。3 个因素综合作用的结果，药品销售额总的变动下降 6 520 元。

2.差额分析法

差额分析法是利用各个因素的实际数与计划数的差额来计算各因素对指标变动的影响程度来计算对财务指标影响程度，它实际上是连环替代法的简化形式，在实际工作中一般都采用这种因素分析法。其基本要点是用某项因素的实际数与计划数的差额，乘以因素关系之中列在该因素前各个因素的实际数和列在计划数因素后的各因素的基数，所得出的结果就是该因素变动对分析指标的影响程度。

以某单位为例，甲产品的计划产量 100 件，计划单位耗用量 50 kg，每千克材料计划价格8 元；该产品实际产量 120 件，实际单位耗用量 49 kg，每千克材料实际价格 7 元。要求采用因素分析法和差额分析法对材料费用差异进行分析。

材料费用=产品产量×单位耗用量×材料单价

计划材料费用=100×50×8=40 000(元)①

实际材料费用=120×49×7=41 160(元)

两者相差:41 160−40 000=1 160(元)

第一次替代:120×50×8=48 000(元)②

第二次替代:120×49×8=47 040(元)③

第三次替代:120×49×7=41 160(元)④

②−①=48 000−40 000=8 000(元),说明由于产量增加,使材料费用增加了 8 000 元;③−②=47 040−48 000=−960(元),说明由于单耗下降,使材料费用减少了 960 元;④−③=41 160−47 040=−5 880(元),说明由于单价下降,使材料费用减少了 5 880 元;三个因素共同影响额为:8 000+(−960)+(−5 880)=1 160(元)。

根据上例资料,运用差额分析法计算分析如下:由于产量变动对材料费用的影响:(120−100)×50×8=8 000(元);由于单耗变动对材料费用的影响:120×(49−50)×8=−960(元);由于单价变动对材料费用的影响:120×49×(7−8)=−5 880(元)。

三个因素共同影响:8 000−960−5 880=1 160(元)

(二)因素分析中应注意的问题

因素分析法既可以全面分析各个因素对某项经济指标的影响,又可以单独分析某个因素对某一经济指标的影响。在财务分析中应用较为广泛。但在应用因素分析法中,应注意以下几个问题。

1.因素的关联性

因素的关联性即被分解的各个因素必须与总体指标存在着因果关系,客观上构成指标差异的制约因素。

2.计算结果的假定性

采用因素分析法计算某个因素变动的影响程度时,需假定其他因素不变,并且需假定前面的因素已变动,而后面因素未变动。连环替代顺序不同将导致计算分析结果不同,为此,财务人员在开展分析时应力求这种假定是合乎逻辑的,是具有实际经济意义的。应按照事物的发展规律和各因素的相互依存关系来合理排列各因素的顺序。

3.因素替代的顺序性

替代因素时，必须遵循各因素的主次依存关系，排列成一定的顺序并依次替代，不可颠倒，否则会得出不同的结果。确定各因素排列顺序的一般原则是：先数量因素后质量因素；先实物因素后价格因素；先主要因素后次要因素。

4.顺序替代的连环性

因素分析法所确定的每一因素变动对总指标的影响，都是在前一次计算的基础上进行的，并采取连环比较的形式确定所有因素变化影响结果。因为只有保持计算过程的连环性，才能使各个因素影响数之和等于分析指标变动的差异，以全面说明分析指标变动的原因。

五、本量利分析

“本量利”分析即成本－数量－利润分析，又称收支平衡分析、盈亏平衡点分析、保本分析等。对于一个经营实体来讲，获得利润是其经营的主要动力。为了取得一定数量的利润，就要对影响利润的有关因素进行分析和研究。在价格一定情况下，影响利润的因素有两个：成本和数量。这种研究成本、数量和利润之间关系的方法，称为“本量利分析”。这是财务分析的主要方法之一。

医院在开展医疗服务的过程中，通过医疗业务活动会取得一定的收入，同时也要消耗一定的卫生资源。为了医院的维持和发展，医院也必须使所消耗的卫生资源得到应有的补偿，从而取得一定的结余。影响结余的因素有两个：卫生服务成本和卫生服务的数量，因此，也可以采用本量利分析的方法。

本量利分析的核心是假定在收费单价和费用耗用水平不变的条件下，研究结余与服务数量的关系。本量利方法的应用有 4 个假设和限制：①总成本划分为变动成本和固定成本；②单价、单位变动成本和固定成本总额不变；③在相关范围内，总收入和总成本都是线性的；④数量是影响成本的唯一因素。

(一)成本的分类

成本的分类有很多种，在进行收支平衡分析中，首先按其成本性态将成本进行划分。所谓成本性态，是指成本总额与业务量之间的依存关系。按成本性态不同，成本可分为固定成本、变动成本和混合成本三大类。

1.变动成本

变动成本是指在特定的业务量范围内其总额随医疗服务业务量变动而正比例变动的成本。比如提供医疗服务的直接人员工资、直接材料耗费等。这类成本直接受业务量的影响，两者保持正比例关系，比例系数稳定。这个比例系数就是单位业务量的变动成本，即单位变动成本。

2.固定成本

固定成本是指在特定的业务量范围内不受医疗服务业务量变动影响，一定期间的总额能保持相对稳定的成本。如固定月工资、固定资产折旧、取暖费、财产保险费等。

3.混合成本

混合成本是介于固定成本和变动成本之间，其总额既随业务量变动又不成正比例的那部分成本。即同时兼有变动成本和固定成本两种不同性质的成本项目。

(二)混合成本的分解方法

在医院管理中，为了便于制订计划和控制经济活动，必须把全部成本划分为变动成本和固定成本两类。因此，对混合成本需要采用适当的方法，将其中变动和固定的两部分成本分解出来，并分别计入变动成本和固定成本中去。分解混合成本主要包括两种方法。

1.高低点法

高低点是指有效范围内，分别确定出高点的业务量和成本，低点的业务量和成本，求出其差额，然后以成本的差额除以业务量的差额，求出单位变动成本，再求出其中的固定成本数。

以某医院为例，其患者住院的天数，高点为 10 天，低点为 5 天；水电费高点 1 000 元，低点为 700 元，则住院天数的差额为 5 天，水电费的差额为 300 元。每一住院天数的单位变动成本为：

$$\text{单位变动成本}=\frac{\text{高低点成本差额}}{\text{高低点业务量差额}}=\frac{300}{5}=60\text{ 元}$$

按低点条件分解：

变动成本＝低点业务量×单位变动成本＝5×60＝300 元

固定成本＝低点混合成本－低点变动成本＝700－300＝400 元

按高点条件分解：

变动成本＝10×60＝600(元)

固定成本＝1 000－600＝400(元)

通过以上计算，求出混合成本分解后的固定成本是 400 元，其余部分为变动成本 600 元。

2.最小二乘方法

利用最小二乘法的公式，将某项混合成本分解为变动成本和固定成本。

设：混合成本为 Y，业务量为 X，分解后固定成本为 a，单位变动成本为 b。在不同业务量条件下，全部混合成本 Y 为：

$Y=a+bX$

待定常数 a 和 b 为：$a=Y-bX$

$$b=\frac{\sum(XY)-(\sum X)(\sum Y)}{\sum X^2-(\sum X)^2}$$

变动成本和固定成本的划分是相对的，有一定程度的不确定性，不绝对准确。因此，在一定业务量范围内，如混合成本的数量不大，为了简化手续，根据成本的具体内容，可以全部视为固定成本或变动成本，不进行分解。在实际工作中采用哪种方法进行混合成本的分解，取决于成本本身的性质和所掌握的材料。一般来讲，最小二乘法比较精确，但要求数据质量较高。在工作中，高低点法应用更多一些。

(三)本量利计算方法

当成本归并为固定成本和变动成本两大类后，就可以进行本量利分析了。

开展本量利分析时，首先要计算单位产品的边际贡献。

单位产品边际贡献＝单价－单位变动成本。

边际贡献首先用于支付固定成本，如果不够支付固定成本，医院将出现亏损。当服务量增加时，所产生的边际贡献也逐步用来支付固定成本，直到所有的固定成本都已付清。当边际贡献正好等于固定成本的时候，它的利润为零。这一点称为盈亏平衡点。

1.基本的边际贡献方程式

结余＝业务收入－成本

＝业务收入－(变动成本＋固定成本)

＝(业务收入－变动成本)－固定成本

＝边际贡献－固定成本

＝(业务量×单位收费水平－业务量×单位变动成本)－固定成本

＝业务量×(单位收费水平－单位变动成本)－固定成本

＝业务量×单位边际贡献－固定成本

2.边际贡献率方程式

$$边际贡献率=\frac{边际贡献}{业务收入}$$

边际贡献＝业务收入×边际贡献率

所以:结余＝边际贡献－固定成本

＝业务收入×边际贡献率－固定成本

3.盈亏临界点分析

$$盈亏临界点业务量=\frac{固定成本}{单位收费水平-单位变动成本}$$

$$盈亏临界点业务收入额=\frac{固定成本}{边际贡献率}$$

盈亏临界点分析如图 7-1 所示。

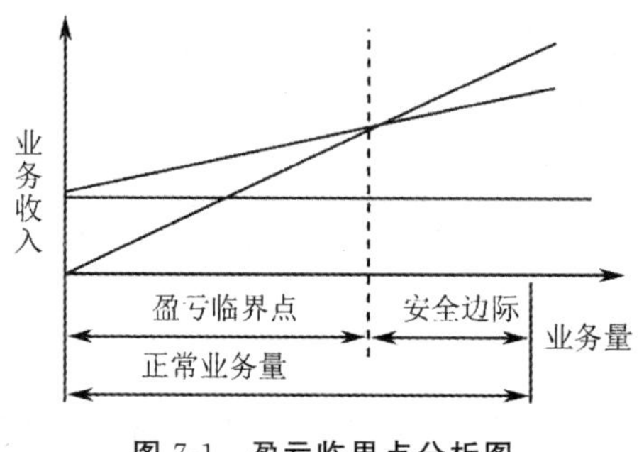

图 7-1 盈亏临界点分析图

安全边际是指正常业务额超过盈亏临界点业务额的差额。安全边际率即安全边际与正常业务额的比值。安全边际率越大,发生亏损的可能性越小。

安全边际＝正常业务收入额－盈亏临界点业务收入额

$$安全边际率=\frac{安全边际}{正常业务收入额}\times 100\%$$

参考文献

[1] 朱胤,石泳钊,张英,等.医院绩效管理[M].北京:清华大学出版社,2021.

[2] 杨思进.基层医院感染管理实用手册[M].成都:四川科学技术出版社,2018.

[3] 蒋飞.现代医院管理精要[M].北京:科学技术文献出版社,2019.

[4] 糜琛蓉,倪语星,朱仁义.医院感染防控与管理实训[M].北京:科学出版社,2020.

[5] 郭启勇.现代医院管理新论[M].北京:人民卫生出版社,2018.

[6] 汪媛媛,王思齐,陈乐.新时期医院档案管理与发展研究[M].秦皇岛:燕山大学出版社,2020.

[7] 田绪荣.现代医院管理[M].北京:科学技术文献出版社,2018.

[8] 王霜.现代医院管理制度研究[M].秦皇岛:燕山大学出版社,2019.

[9] 钱庆文.医院财务管理[M].北京:中国对外翻译出版公司,2021.

[10] 庄建民.医院管理新思维[M].北京:人民卫生出版社,2020.

[11] 莫求,王永莲.医院行政管理[M].上海:上海交通大学出版社,2019.

[12] 韦铁民.医院精细化管理实践[M].北京:中国医药科学技术出版社,2021.

[13] 李连成,莫大鹏,付应明.现代医院管理制度全集[M].北京:中国言实出版社,2020.

[14] 王成增,张建功.现代医院管理理论与实务[M].北京:科学出版社,2018.

[15] 邹妮,孙喆.医院感染管理[M].上海:上海世界图书出版公司,2019.

[16] 郑艳华.现代医院管理[M].北京:科学技术文献出版社,2020.

[17] 徐冉.精编现代化医院管理[M].上海:上海交通大学出版社,2018.

[18] 吴兆玉,陈绍成.实用医院医疗管理规范[M].成都:四川科学技术出版社,2019.

[19] 郭蔚蔚.实用医院经济与管理[M].天津:天津科学技术出版社,2018.

[20] 李亚军.现代医院管理制度[M].西安:世界图书出版西安有限公司,2020.

[21] 孙良仁.现代医院管理实践[M].北京:科学技术文献出版社,2019.

[22] 吕峰,杨宏,高云英.医院信息管理理论研究[M].成都:电子科技大学出版社,2018.

[23] 陈立华.现代医院财务管理研究[M].北京:现代出版社,2018.

[24] 沈红玲.现代医院管理理论与实践[M].北京:科学技术文献出版社,2020.

[25] 马静.实用医院管理[M].汕头:汕头大学出版社,2019.

[26] 张硕.新时代医院管理模式创新探索[M].北京:九州出版社,2020.

[27] 莫言娟.现代医院管理与医院经济运行[M].天津:天津科学技术出版社,2020.

[28] 胡光云.新编医院管理实务[M].昆明:云南科技出版社,2019.

[29] 王晓锋.现代医院管理模式与实用操作[M].北京:科学技术文献出版社,2020.

[30] 李爱军.医院医疗设备管理与维护[M].长春:吉林大学出版社,2018.

[31] 兰芳.现代医院财务管理研究[M].延吉:延边大学出版社,2020.

[32] 刘新奎.医院统计与 DRG 应用[M].郑州:河南科学技术出版社,2021.

[33] 杨继红.现代医院管理概要[M].上海:上海交通大学出版社,2019.

[34] 陈英博.现代医院财务管理探索[M].北京:现代出版社,2020.

[35] 张再英.探讨精细化管理在病案室病案管理中的应用[J].临床医药文献电子杂志,2020,7(53):180-180+186.

[36] 梁莘.规范住院病案首页信息管理与质量控制对 DRGs 分组的作用[J].心电图杂志,2020,9(1):139-140.

[37] 徐琪.医院会计核算与成本核算的一体化[J].经济技术协作信息,2021(3):53-53.

[38] 邢玉,刘逸,张丽英.新形势下医院档案管理工作的思考[J].当代医学,2021,27(1):105-106.

[39] 刘俊生.加强与完善医院财务管理的途径[J].商业文化,2020(34):52-53.

[40] 陈家驹,刘谦,羊海锋,等.基于医院财务管理的综合智慧对账平台建设探讨[J].中国医疗设备,2021,36(9):118-121.